Brigitte Hegemann

Heilen mit den fünf Elementen des Tao

Qi Gong für Gesundheit und Gelassenheit im Alltag

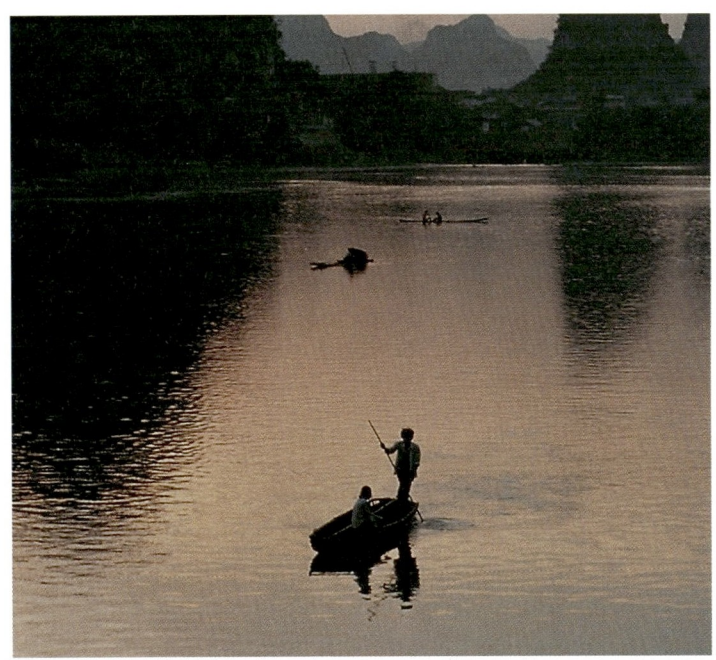

LUDWIG

Inhalt

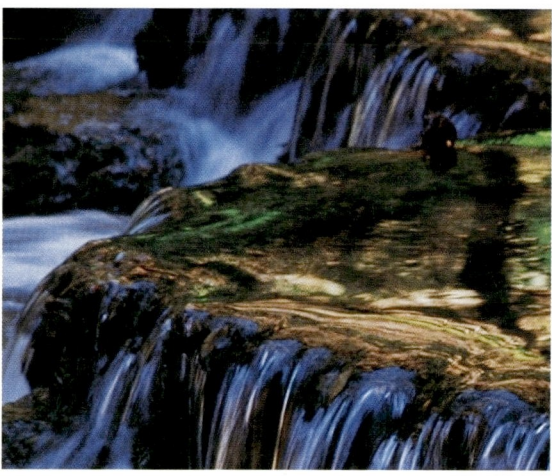

Das Element Wasser ist dem Winter, der Nacht und dem Norden zugeordnet.

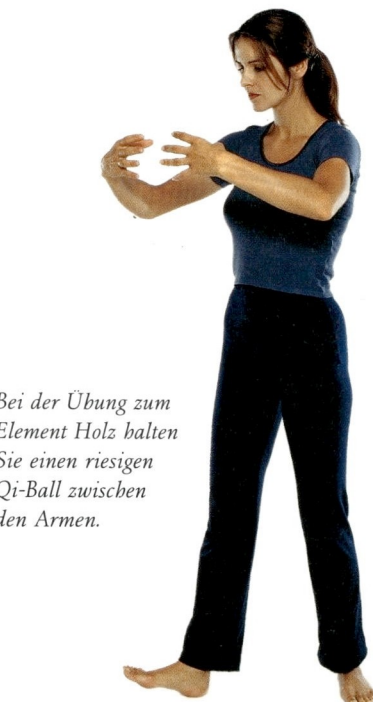

Bei der Übung zum Element Holz halten Sie einen riesigen Qi-Ball zwischen den Armen.

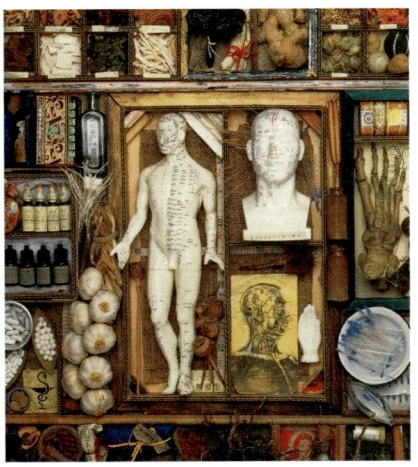

Die fünf Elemente sind Bestandteil der chinesischen Medizin.

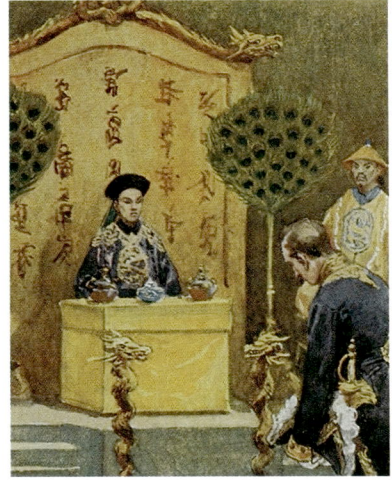

Die acht Trigramme verweisen auf die acht Säulen des Taoismus.

In der Politik wurden Entscheidungen oft nach der Fünf-Elemente-Lehre getroffen.

Vorwort

Bevor Sie diese Einführung in die Heilung durch die fünf Elemente des Tao lesen, möchte ich Ihnen gern einige Legenden über den Ursprung dieser Bewegungen erzählen.

Kaiser Fu Hsi der ersten chinesischen Dynastie Hsia (2205 bis 1766 v. Chr.) legte die Grundlagen für das berühmte mythologische »Buch der Wandlungen«, das »I Ging«, das wiederum die ältesten Wurzeln für die Lehre von Yin und Yang enthält. An diesem weisen Orakelbuch orientierten sich früher die Kaiser und Fürsten bei ihren wesentlichen staatlichen Entscheidungen. Das »I Ging« war aus der uralten Sitte entstanden, die Schulterblattknochen von Opfertieren ins Feuer zu werfen, um sie in der Hitze zum Zerplatzen zu bringen. Die Art der Linienzeichnung gab dem Seher damals Aufschluss über das Schicksal des jeweiligen Stammes. Eine durchgezogene Linie bedeutete Ja und symbolisierte Handeln (Yang) und eine durchbrochene Linie Nein und somit Ruhe (Yin). Die 64 möglichen Linienkonstellationen, die Hexagramme, verdeutlichen das Wechselspiel von Yin und Yang, von passiv und aktiv, sowie den zeitlichen Ablauf der jeweiligen Situation.

> **Meine Beziehung zum Taoismus und seinen Übungen ist wie eine intensive, wunderschöne, nie enden wollende Liebesbeziehung.**

Es geht außerdem die Sage um, dass der Mönch Chang San Feng, ein Meister der »äußeren« Shaolin-Schule, die Bewegungen des Tai Chi entwickelt hat. Angeregt wurde er, als er beobachtete, wie ein Kranich mit einer Schlange kämpfte. Der Kranich musste vor jedem Angriff innehalten, um zu zielen. Die Schlange dagegen gewann den Kampf, weil sie mit fließenden, kreisförmigen, ununterbrochenen Bewegungen sowohl angreifen als auch zurückweichen konnte.

Die Weisheit des Tao

Die Entdeckung des Taoismus begann für mich vor 18 Jahren mit dem Studium des Tai Chi bei dem taoistischen Lehrer Gia Fu Feng in den USA. Damals lernte ich die Verbindung von Bewegung, Meditation und bewusster Atmung kennen. Seit dieser Zeit bin ich wie verzaubert. Die

Faszination von der Weisheit und Vielschichtigkeit des Taoismus und der chinesischen Medizin hat mich erfasst und bis heute nicht mehr losgelassen. Allein die Schule des Qi Gong enthält über 10 000 verschiedene Bewegungen. Dieser jahrtausendcalte Schatz birgt für jeden von Ihnen so viel Weisheit und Kostbares, dass Sie gemäß Ihren eigenen Bedürfnissen die für Sie geeigneten Übungen herausgreifen und intensivieren können. Das Üben mit den fünf Elementen war für mich so einleuchtend und gleichzeitig so tief greifend und heilsam, dass ich beschloss, diese einfachen klaren Übungen weiterzugeben, um die Gesundheit des Einzelnen zu festigen. Meine Erfahrung zeigt, dass alles, was wirklich einfach ist, auch wahr ist. Deswegen lassen sich die fünf Elemente so leicht auf jeden Menschen übertragen. Sie sind wie ein Spiegelbild des umfassenden Makrokosmos um uns herum im begrenzten Mikrokosmos des Menschen. Sie sind nie festgeschrieben, sondern verändern sich ständig. Alles, was für innen gilt, gilt auch für außen und umgekehrt: »Wie innen, so außen.«

Finden Sie sich wieder in den fünf Elementen. Stärken Sie das Element, das zu schwach ist, und mindern Sie die Kraft des Elements, das überbetont arbeitet. Lernen Sie sich anhand dieses schlichten Paradigmas besser kennen und lieben.

Das menschliche Ich ist ziemlich klein. Die Kraft der Natur ist unermesslich groß. Himmel und Erde sind grenzenlos.

Ein Elixier für Ihre Gesundheit

Während meiner Arbeit als Seminarleiterin habe ich häufig die Gelegenheit gehabt, diese heilenden und beruhigenden taoistischen Bewegungen an Jung und Alt weiterzugeben. Ebenso wie in China beginnen auch in Deutschland sehr viele Menschen mit der Praxis der taoistischen Übungen mit dem Ziel, ihren Gesundheitszustand zu verbessern. Sie genießen diese Form der spielerischen Bewegung, weil sie kaum Anstrengung erfordert, Spaß macht, die Selbstheilungskräfte aktiviert, die Selbstfindung fördert und frühzeitig große Erfolge zeigt. Bereits bei zehnminütigem täglichen Üben können Sie folgende Eigenschaften erlangen:

- Den Geistesfrieden eines Weisen
- Die gesundheitliche Robustheit eines Holzfällers
- Die Gelenkigkeit eines Babys

Der Erfolg der Tao-Übungen

»Himmel und Erde sind von ewiger Dauer.
Warum dauern Himmel und Erde ewig an?
Sie sind unerschaffen,
Daher immer lebendig.
Der Weise steht zurück, darum ist er voraus.
Er ist enthaftet, darum mit allem eins.
Durch selbst-loses Handeln erlangt er Vollkommenheit.«

Laotse, »Tao te King«, 7

Ganzheitliche Übungen für Körper und Geist

Positive Stressbewältigung heutzutage bedeutet, sich regelmäßig Zeit zu nehmen für gesundes Essen, Bewegung und Entspannung.

In der heutigen Zeit sind die täglichen Anforderungen an den Menschen vielschichtiger, komplizierter und belastender geworden. Viele Mitmenschen klagen über Stresserscheinungen, über permanenten Leistungsdruck, Überforderung oder Unausgefülltsein, Erschöpfung, Sinnentleertheit und die Ohnmacht, etwas dagegen tun zu können. Ihr Körper wehrt sich mit Stressfolgeerkrankungen wie Kopfschmerzen, Rückenschmerzen, Verspannungen, Atemnot, Magen- und Darmstörungen, Übelkeit, Schwindel oder Schlafstörungen. Zusätzlich werden mit zunehmendem Alter die Gelenke, Muskeln, Sehnen und Knochen immer schwächer. Die Wirbelsäulenerkrankungen nehmen zu, der Gang wird unsicher, und der allgemeine Gesundheitszustand verschlechtert sich. Durch die taoistischen Bewegungen werden alle Muskeln, Sehnen, Gelenke und Knochen gleichmäßig bewegt und elastisch gehalten.

Eine bedeutsame Rolle spielt in der chinesischen Medizin und in Verbindung damit bei den taoistischen Übungen die Lehre von den fünf Elementen. Diese Theorie ist der Versuch, alle Bereiche des Kosmos in ein fünfteiliges System einzuordnen, das durch die fünf chinesischen Elemente Holz, Feuer, Erde, Metall und Wasser verkörpert wird. Sie stehen miteinander in vielfältigen Wechselbeziehungen und – ähnlich wie die Jahreszeiten – in einem ewigen Kreislauf. Die Chinesen sprechen auch von einer Theorie der fünf Wandlungsphasen, einer Lehre, die im 4. Jahrhundert v. Chr., viel später als die Yin- und Yang-Theorie, entstanden ist. Zunächst wandte man sie nur bei wissenschaftlichen und politischen Fragen an. Später wurden auch medizinische Themen, die sich mit Sinnesorganen, inneren Organen, Gewebearten und Gefühlen befassen, in das System der fünf Elemente einbezogen. Innerhalb der Medizin stellt es deshalb bis heute einen wichtigen Leitfaden für Diagnostik und Behandlung dar und ist aus diesen Gründen auch so interessant für die Zusammenstellung der hier dargebotenen Übungen, die sich in der Praxis hervorragend bewährt haben.

Der menschliche Körper lässt sich mit einem Baum vergleichen. Unsere Füße entsprechen dann den Wurzeln des Baumes. Eine wirksame Gesundheitsvorsorge achtet deshalb darauf, dass die Füße als Fundament

Bereits die chinesischen Kaiser orientierten sich bei ihren Regierungsentscheidungen an den fünf Elementen, den kosmischen Rhythmen der Jahreszeiten entsprechend.

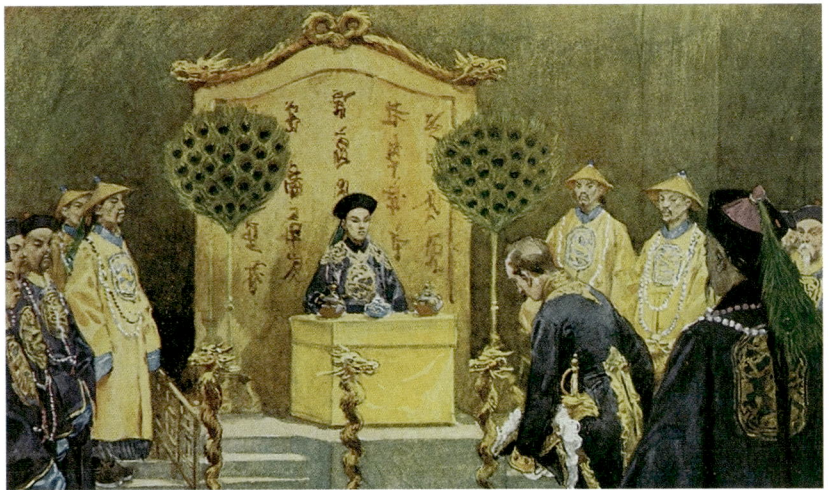

Auch Kaiser Kuanghsue (1871–1908) richtete noch selbstverständlich alle seine wichtigen Amtshandlungen nach der Fünf-Elemente-Lehre aus.

Malen Sie sich so häufig wie möglich Ihren Lieblingsbaum in leuchtenden Farben aus, und nähren Sie sich mit der Kraft, der Würde und der Lebensenergie, die er ausstrahlt. Oder gehen Sie ab und zu zu Ihrem Baum, und umarmen Sie ihn.

des Menschen regelmäßig genährt und gepflegt werden. Tägliches langes Sitzen, einseitige körperliche Beanspruchung, wenig ergonomisch ausgerichtete Arbeitsplätze sowie stundenlange Arbeit am Bildschirm schwächen die Wirbelsäule und die Augen. Deswegen wird die Integration von Bewegung und Entspannung in den beruflichen Alltag immer bedeutsamer. Besonders wichtig ist es, dass Sie den Problemen am Arbeitsplatz durch ganzheitliche Bewegungen entgegenwirken, wie wir sie in den taoistischen Übungen finden: Bewegungen zur Seite, Drehungen, Rückwärtsgehen, das Stehen auf einem Bein und das langsame Verlagern des Gewichtes von einem Bein auf das andere. Wenn Sie regelmäßig auf diese Art den ganzen Körper trainieren, bleiben Ihre Beine und Füße außerordentlich kräftig, flexibel und belastbar.

Wenn Sie die Wurzeln des Baumes gekräftigt haben, pflegen Sie seinen Stamm und seine Äste. Das bedeutet, dass der Oberkörper und insbesondere die Wirbelsäule Elastizität und Muskelkraft benötigen. Viele Erkrankungen werden durch Fehlhaltungen der Wirbelsäule verursacht. Die inneren Organe, die Schultermuskulatur und auch die Augen leiden sehr unter einer gekrümmten, übermäßig angespannten Rückenhaltung. Die Organe können ihre Aufgaben nicht mehr optimal erfüllen, weil sie so eng zusammengedrückt werden, dass sie aneinander reiben. Außer-

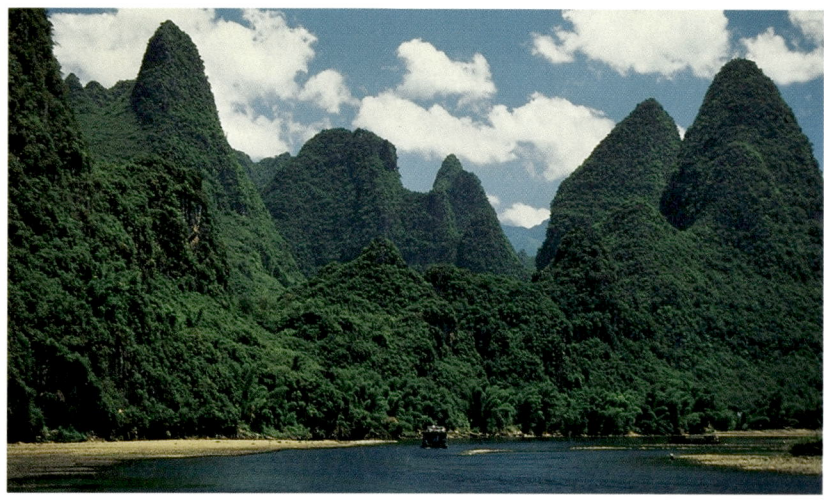

Die bizarren Gebirgsformationen bei Guilin im Süden Chinas waren seit jeher eine Quelle der Inspiration und Kraft für Künstler und Meditierende.

dem werden durch die falsche Körperhaltung die Bandscheiben zwischen den Wirbeln zusammengepresst. Bei den taoistischen Übungen sinkt das Becken nach unten, während sich der Oberkörper ausdehnt und der Kopf nach oben zum Himmel gezogen wird. Das bewirkt ein Auseinanderziehen der einzelnen Wirbel, so dass die Bandscheiben von dem permanenten Druck befreit werden und sich wieder mit der notwendigen Nährflüssigkeit anfüllen können. Ihre Arme, die die Äste darstellen, erhalten durch das gleichmäßige Training einen besseren Muskelaufbau und eine optimale Durchblutung.

Ein weiterer Grund für den Erfolg der taoistischen Übungen liegt in der spürbaren Verbesserung der Gesamtkonstitution. Die Bewegungen sind so konzipiert, dass sie die Lebenskraft des Menschen anregen und sie verstärkt durch den Körper strömen lassen. Alte, verbrauchte Energie fließt ab, und neue, frische Energie fließt zu. Dieser energetische Ausgleich geschieht im unteren Energiezentrum, das sich drei Fingerbreit unterhalb vom Bauchnabel tief innen im Körper befindet und den Menschen wie eine Batterie ständig mit frischer Kraft versorgt. Wenn das Qi, die alles durchdringende Energie, der »Ozean des Atems«, in diesem Energiezentrum durch regelmäßiges Training aufgebaut worden ist, kann die Lebenskraft im Körper frei zirkulieren. Das garantiert einen ausgezeichneten Gesundheitszustand und einen Schutz vor Krankheiten.

Seitdem ich die taoistischen Übungen regelmäßig praktiziere, hat sich mein Leben entscheidend verändert. Mein Gesundheitszustand hat sich deutlich verbessert: Meine Körperhaltung ist durch die bewusste Aufrichtung des Oberkörpers gerade geworden. Die Verspannungen im Schulter- und Nackenbereich sind verschwunden. Insgesamt sind meine Muskeln, Sehnen, Knochen und Gelenke elastischer und kräftiger geworden. Auch die Atmung und die Konzentrationsfähigkeit haben sich verbessert. Mehr Gelassenheit und ein »inneres Lächeln« prägen meine Wesensart. Auch Sie werden durch die Tao-Übungen Ihre innere Kraft wahrnehmen. Sie werden unnötigen Ballast abwerfen und sich erfrischt und gelassener fühlen. Sie können die Übungszeit als eine Art Oase im Alltagsstress nutzen, als Zeit der Ruhe und Stille zum Regenerieren verbrauchter Energie.

Ursprünglich befinden sich im Menschen Körper, Lebenskraft und Geist im Gleichgewicht miteinander. Wenn dieser natürliche Zustand gestört ist, wird den Krankheiten Tür und Tor geöffnet.

Nehmen Sie sich ein Herz, und fangen Sie an! Ersetzen Sie verbrauchte, negative, trübe Energie durch neue, frische, natürliche Lebenskraft! Finden auch Sie in diesen Übungen uralter chinesischer Weisheit eine Quelle der Kraft, Inspiration und Erfrischung!

Sie schalten während der Übungszeit vollkommen ab und lassen den Alltagsstress einfach hinter sich. Alles, was an negativen Gedanken immer noch an die Oberfläche kommt, lassen Sie ganz bewusst vorbeiziehen. Sie weben sich stattdessen einen wunderschönen Mantel aus positiven, wärmenden, aufbauenden Gedanken, in den Sie sich dann einhüllen. Dadurch nehmen Sie eine geistige Neuorientierung vor und erfahren eine tiefe, angenehme Ruhe in Ihrem Inneren. Diese Gelassenheit wirkt sich positiv auf all Ihre Lebensbereiche aus. Am Arbeitsplatz vermeiden Sie unnötige Aufregungen und Reibereien. Auch im Privatleben achten Sie mehr auf regelmäßige Phasen des Rückzugs und der Regeneration. Sie gewinnen eine Achtsamkeit für Ihr Inneres und eine höhere Lebensqualität.

> »Die inneren Organe sind entspannt, und die Gedanken sind ruhig. Die Muskeln sind stark, Augen und Ohren sind wach und klar. Wahrnehmung und Verstand sind scharf. Du bist straff und voller Kraft und dennoch geschmeidig.«
> Huai-Nan Tzu

Tauchen Sie ein in die Welt des Taoismus, eine Welt, in der Sie Inspiration für Ihre Seele finden, Ihren Körper kräftigen und Ihren Geist stärken und entspannen. Lernen Sie die Schönheit Ihrer Innenwelt kennen. Öffnen Sie Ihre Augen. Erleben Sie bewusst die Schönheit der Natur um sich herum. Spüren Sie die natürlichen Zyklen Ihres Körpers, und richten Sie Ihr Verhalten danach aus.

Sehen Sie sich als Mittler zwischen Himmel und Erde. Vergessen Sie die Belastungen der äußeren Welt, und konzentrieren Sie sich ganz auf Ihre innere Mitte. Wenn Sie sich körperlich mehr auf Ihre Mitte hin ausrichten, kommen damit auch Ihr Gefühlsleben und Ihre Seele besser ins Gleichgewicht.

Die vielen Vorzüge der taoistischen Heilmethode:

- Verlangt wenig Kraftaufwand
- Wirkt rasch
- Ist leicht erlernbar
- Entspannt sofort
- Wirkt auch als stille Übung in der Phantasie

- Heilt und reinigt die inneren Organe
- Hilft bei chronischen Krankheiten
- Baut Kopfschmerzen ab
- Senkt Bluthochdruck
- Beeinflusst Nervenkrankheiten positiv
- Mildert Allergien
- Lindert Asthma
- Kräftigt das Immunsystem
- Mindert Antriebsschwäche und Lethargie
- Bekämpft allgemeines Gefühl der Erschöpfung
- Heilt Magen- und Darmbeschwerden
- Korrigiert Fehlhaltungen
- Vertieft die Atmung
- Fördert die Gesundheit auf allen Ebenen
- Eignet sich für Menschen aller Altersstufen
- Erfordert keinerlei Hilfsmittel
- Ist kräftigend, inspirierend und beruhigend
- Birgt die Weisheit von Jahrtausenden in sich
- Lässt sich gut in den Alltag einbeziehen

Beim Vergleich der verschiedenen Entspannungsübungen miteinander sind die des Qi Gong diejenigen, mit denen sich die schnellsten Wirkungen und Erfolge erzielen lassen.

Als Vorbereitung stellen Sie sich jetzt bitte vor, Sie stehen unter dem Dach eines sehr alten, ehrwürdigen chinesischen Tempels, und Sie machen eine Reise in das mystische, geheimnisvolle alte China. Sie erfahren, wie vielschichtig und eng verflochten die Wurzeln der taoistischen Bewegungen sind. Sie dringen vor in das Herz der fünf Elemente, lernen Holz, Feuer, Erde, Metall und Wasser kennen und finden heraus, wie eng verflochten Sie mit den Elementen sind. Sie erfahren die Widerspiegelung dieser Elemente in Ihrem Inneren und eine tiefe innere Ruhe für Körper, Geist und Seele, während Sie die fünf Übungen des Tao praktizieren. Sind Sie neugierig geworden? Möchten Sie etwas verändern in Ihrem Leben? Dann beginnen Sie damit hier und jetzt!

Schon der alte weise Laotse hat gesagt:
»Auch die längste Reise beginnt mit dem ersten Schritt.«

Der geistige Hintergrund

»Das Tao ist ein leeres Gefäß;
Es wird genutzt, aber niemals gefüllt.
O unergründlicher Ursprung der zehntausend Dinge!
Die Schärfe mildern,
Den Knoten entwirren,
Den Glanz lindern,
Dem Staub sich verbinden.
Oh, tief verborgen und doch stets gegenwärtig!
Ich weiß nicht, woher es kommt.
Ahnvater der Kaiser ist es.«

Laotse, »Tao te King«, 4

Parallelen zu den Übungen des Tao finden sich auch in anderen Disziplinen, wie z. B. im Yoga, beim Feldenkrais, in der Eurhythmie und in der Rückenschule.

Die Wirksamkeit der taoistischen Übungen hängt nicht davon ab, ob Sie die Grundlagen der taoistischen Philosophie beherrschen. Die Übungen wirken aus sich selbst heraus.

Viele Menschen im Westen wie im Osten praktizieren die Übungen des Tao seit Jahren erfolgreich, ohne den philosophischen Hintergrund näher zu kennen. Auch wenn Sie möglichst schnell mit den Übungen beginnen möchten, empfehle ich Ihnen, zunächst die historisch-philosophischen Ausführungen zum Hintergrund der Übungen zu lesen, die Ihnen auf den folgenden Seiten vorgestellt werden. Sie vermitteln Ihnen ein Bild von der Ganzheitlichkeit der Übungen und erleichtern das Verständnis um die Wirkung der Übungen.

Im Folgenden möchte ich Ihnen einen kurzen Überblick geben über die verschiedenen Denkrichtungen, die entscheidenden Einfluss auf die Übungen nach den fünf Elementen gehabt haben. Es handelt sich dabei um den Taoismus, den Konfuzianismus, den Buddhismus, die traditionelle chinesische Medizin sowie die Kampfkünste.

Taoismus

Begeben wir uns gemeinsam auf eine Reise zurück zu den Anfängen der taoistischen Übungen. Wir befinden uns im Jahre 600 v. Chr. Der chinesische Staat wird von schrecklichen Kriegen, Wirren und Verwüstungen heimgesucht. Zu dieser Zeit soll auch der weise Gelehrte Laotse gelebt haben und als kaiserlicher Archivar in der Hauptstadt Loyang tätig gewesen sein. Er war so enttäuscht von der fehlgeleiteten Politik seines Landes, dass er beschloss, sich in die Einsiedelei zurückzuziehen. Als er das Land – auf einem schwarzen Ochsen reitend – verlassen wollte, wurde er am Grenzübergang von einem Beamten gebeten, seine Weisheiten der Nachwelt zukommen zu lassen. Nach der Überlieferung diktierte Laotse diesem Grenzbeamten die Erkenntnisse seiner jahrzehntelangen Studien. Die kostbare Essenz ist festgehalten in dem berühmten »Tao te King«, dem »Buch vom Weg und von der Tugend«. Das Buch ist erstaunlich kurz gehalten. Es besteht aus 81 aphoristischen, poetischen Versen und umfasst lediglich 5 000 Worte. Das »Tao te King« ist bis heute eines der meistgelesenen Bücher nicht nur in China. Besonders in den letzten Jahren erfährt es gerade in der westlichen Gesellschaft zunehmende Beachtung, weil es viele kluge und geheimnisvolle Antworten auf Fragen gibt, die uns bewegen – wie die ewig gestellte nach dem Sinn unseres Lebens.

Handeln durch Nicht-Handeln

»Das Tao, das enthüllt werden kann, ist nicht das ewige Tao.
Der Name, der genannt werden kann, ist nicht der ewige Name.
Das Namenlose ist das Beginnen von Himmel und Erde.
Das Benannte ist die Mutter der zehntausend Dinge.
Stets ohne Wunsch, sieht man das Geheimnis.
Stets voller Wünsche, sieht man die Erscheinungsformen.
Diese beiden entspringen der gleichen Quelle,
Unterscheiden sich jedoch im Namen: Dies erscheint dunkel.
Das Dunkle inmitten von Dunkelheit.
Das Tor zu allem Geheimnis.«

Laotse, »Tao te King«, 1

Nach Laotse bedeutet Handeln durch Nicht-Handeln, Schwierigkeiten entgegenzutreten, solange sie noch geringfügig sind, und das große Werk durch eine Folge kleiner Handlungen zu vollbringen.

Der Taoismus übt auch heute noch einen beachtlichen Einfluss auf die chinesische Kultur aus. Im Gegensatz zum Konfuzianismus verfolgt er nicht das Ziel, dem Menschen eine Ethik der Lebensführung vorzuschreiben. Die taoistische Weltanschauung ist ebenso tolerant wie liberal und ermutigt den Menschen zum natürlichen, spontanen und authentischen Ausdruck seiner Empfindungen. Der Taoismus ist aufgrund seiner Offenheit gut mit anderen Weltanschauungen vereinbar.

Das Tao selbst lässt sich als tief verborgene, natürliche Gesetzmäßigkeit begreifen, von der alles menschliche Handeln bestimmt wird. Diese Gesetze lassen sich kaum exakt benennen. Denn nach Laotse kann nur das gefunden werden, was nicht gesucht wird. Das Tao erschließt sich am besten durch Meditation in der Stille. Ein Schlüsselbegriff im Taoismus ist auch »Wu-wei«, was so viel bedeutet wie »Handeln durch Nicht-Handeln«. Damit ist aber nicht etwa Passivität gemeint, sondern »nicht mehr tun, als nötig ist«, nicht purer Aktionismus, sondern tief in sich hineinblicken und sich wie ein Segelboot nach den Gesetzmäßigkeiten der Natur richten.

Für den Taoismus unterliegt das menschliche Handeln sanften, unaussprechlichen, verborgenen, natürlichen Gesetzmäßigkeiten, an denen er sich konsequent orientiert.

Taoismus heute

Sind die uralten taoistischen Weisheiten im Fernen Osten auch heute noch lebendig? Bis ins 19. Jahrhundert hinein wurde aufgrund der vielen politischen Unruhen taoistisches Wissen in China nur an wenige interessierte Schüler weitergegeben. Unter dem diktatorischen Regime von Mao Tse-tung war jegliche spirituelle oder religiöse Betätigung untersagt. Alle Tempel und Klöster waren geschlossen, denn Religion war als »Opium fürs Volk« verschrien. Aber selbst in dieser Zeit gab eine Untergrundbewegung das uralte Wissen heimlich weiter. Auch die taoistischen Übungen, zu denen die Fünf-Elemente-Übungen zählen, wurden streng reglementiert und ihrer Spiritualität beraubt. Nur einige wenige medizinisch anerkannte Sportübungen waren erlaubt. Eine so genannte »kollektive Hygiene« wählte aus traditionellen Quellen bestimmte medizinische Übungen zur Gesunderhaltung der Bevölkerung aus. Dazu gehört auch das inzwischen bei uns sehr verbreitete Qi Gong, das in China seit dieser Zeit in Schulen, Universitäten, Gefängnissen, Fabriken und in der Armee praktiziert wird. Als Mao im September 1976 starb, lebten die unterdrückten Weisheiten und Religionen aus dem alten China langsam wieder auf. In den achtziger Jahren erreichte der Taoismus im Reich der Mitte eine neue Blüte. Das Qi Gong ist inzwischen zu einer Art Volksbewegung geworden. Heute untersuchen insgesamt 100 Institute in China die heilsamen Wirkungen des Qi Gong bei chronischen und funktionellen Krankheiten, bei Herzbeschwerden, Bluthochdruck, Asthma und anderen Erkrankungen. Viele Krankenhäuser behandeln ihre Patienten erfolgreich mit diesen traditionellen Heilmethoden. Langsam setzt sich die fernöstliche Sichtweise auch im Westen durch. In Deutschland existieren bereits einige Kurkliniken, die ihre Patienten nach den Prinzipien der traditionellen chinesischen Medizin behandeln. Wer in den letzten Jahren in China gewesen ist, wird vielleicht frühmorgens junge wie alte Menschen im Park gesehen haben, die gemeinsam Tai Chi oder Qi-Gong-Übungen ausführten.

Was ist nun die tiefere Bedeutung von Tai Chi und Qi Gong? Beide Ausdrücke entstammen der taoistischen Philosophie. »Tai Chi« bedeutet so viel wie »Ausgleich von Yin und Yang« und »Wahrheit aller Dinge zwischen Himmel und Erde«. Das Üben von Tai Chi erinnert an einen anmutigen, exakt choreographierten Tanz. Eine Stellung geht immer fließend in die nächste über. Tai Chi ist – genau betrachtet – ein Teil von

Mao bekannte gegen Ende seines Lebens freimütig, dass es ihm nicht gelungen wei, den auf ewigen Gesetzmäßigkeiten beruhenden Geistes des Taoismus und Konfuzianismus seines Volkes auszurotten. Dieser lief seiner Idee von der »permanenten Revolution« zuwider.

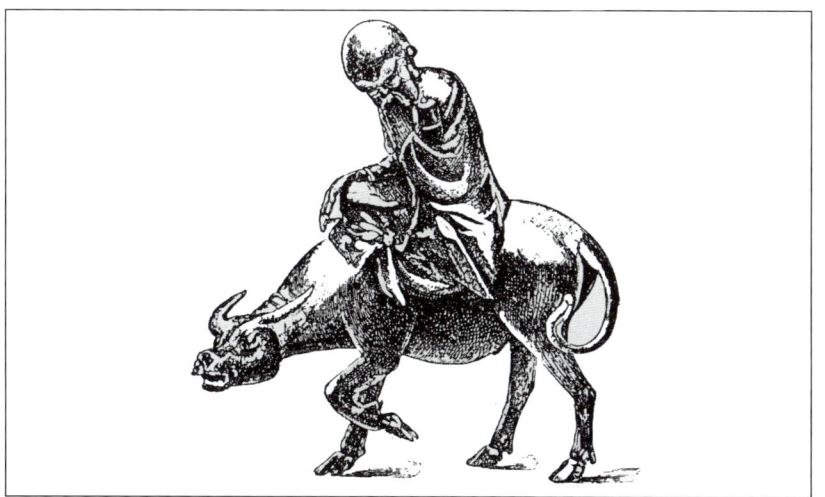

Laotse war der sagenhafte Begründer des Taoismus. Der Einklang mit dem Tao kann seiner Lehre nach nur durch »Wu-wei«, durch Nicht-Handeln, erreicht werden.

Qi Gong, was wörtlich übersetzt »beständiges Üben der Lebenskraft« bedeutet. Im Qi Gong werden Entspannung und Meditation durch das ruhige Stehen und die Wiederholung ein und derselben Übung gefördert. »Qi Gong« ist ein Sammelbegriff für alle Übungen, die auf dem dreigeteilten Prinzip von Atmung, geistiger Konzentration und Bewegung aufbauen. Es gibt über 10 000 verschiedene Qi-Gong-Übungen, die seit Jahrtausenden gesammelt und beständig weiterentwickelt werden. »Qi Gong« ist ein Oberbegriff für Gesundheitsübungen und verhält sich zu Tai Chi etwa so wie die klassische Musik zu einer Symphonie.

Es gibt heute über 60 Millionen Chinesen, die taoistische Übungen zur Erhaltung ihrer Gesundheit und als Therapie erfolgreich bis ins hohe Alter praktizieren.

Konfuzianismus

»Der Mensch hat dreierlei Wege, klug zu handeln:
Erstens durch Nachdenken, das ist der edelste,
Zweitens durch Nachahmen, das ist der leichteste,
Und drittens durch Erfahrung, das ist der bitterste.«

Konfuzius

Konfuzius vertraute der eigenen inneren Weisheit des Menschen weniger als Laotse. Genau diese innere Weisheit ist es, die im Taoismus von selbst auf den richtigen Weg führt.

Konfuzius war ein weiser Gelehrter, der einen strengen moralischen Verhaltenskodex entwickelte, um seinen Mitmenschen eine klare Orientierung zu geben. Diese Moral beeinflusst bis heute den größten Teil der Chinesen in ihrer Lebensführung. Die konfuzianische Weltanschauung stimmt in vielen Bereichen mit dem Taoismus überein. Sie betont die Kraft des inneren Gleichgewichts, die Selbstdisziplin und die ethische Gestaltung der zwischenmenschlichen Beziehungen. Ihre Hauptziele sind die Beherrschung des Denkens, Wahrhaftigkeit und moralische Kraft. Ein wichtiger Leitsatz von Konfuzius lautet:

»Wenn du einen Würdigen siehst, dann trachte ihm nachzueifern.
Wenn du einen Unwürdigen siehst, dann prüfe dich in deinem Inneren.«

Damit wollte er den Menschen helfen, Ordnung in ihr Leben zu bringen und sich spirituell weiterzuentwickeln. Konfuzius war auch ein großer Anhänger der körperlichen Übungen. Die Vorzüge der regelmäßigen Bewegung sah er darin, dass sie

- Die Lebenskraft stärken und die Langlebigkeit bewirken
- Die Charakterstärke fördern
- Gute Gewohnheiten positiv unterstützen
- Schlechte Angewohnheiten ausmerzen
- Die Tugend der Loyalität und Zuverlässigkeit entwickeln

Konfuzius betonte Mäßigung in allen Dingen, den »Weg der Mitte«, das »Nichts im Übermaß« und die Disziplin. Nichts ist verboten, aber nirgendwo wird übertrieben. Das lässt sich gut auf die taoistischen Übungen übertragen. Durch regelmäßiges erfolgreiches Üben entwickelt sich langsam wie von selbst eine vollkommen neue Lebenspraxis – ein bewusst gelebtes Leben, d. h., die Übungen werden ohne jede Anstrengung zu einem festen Bestandteil des Alltags.

Zu Anfang gilt es, den »inneren Schweinehund« zu überwinden, indem Sie täglich üben. Später wird das Training zum Automatismus, zu einer angenehmen Gewohnheit.

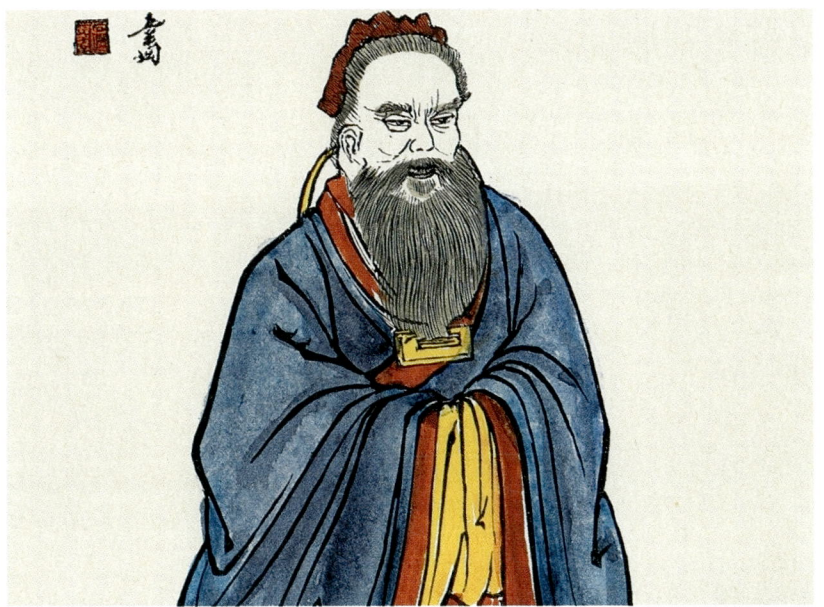

Die Lehren des Konfuzius (ca. 551–479 v. Chr.) leben auch heute noch im kommunistischen »religionsfreien« China fort.

Buddhismus

»Wir sind, was wir denken.«

Buddha

Der Buddhismus geht auf den indischen Prinzen Siddharta (ca. 560 bis 480 v. Chr.) zurück, der als Wanderasket mit 29 Jahren dem weltlichen Leben den Rücken kehrte, um nach höherer Erkenntnis zu streben. Nach vielen Jahren in der Meditation wurde er ein »Erleuchteter« (sanskrit: »Buddha«) und begann mit seiner 40 Jahre dauernden Lehrtätigkeit. Hauptanliegen des Buddhismus ist die Überwindung des Leidens in der Welt. Dies geschieht durch den achtfachen Weg: Die Buddhisten bemühen sich um richtige Erkenntnis, Gesinnung, Rede, Handlung, Lebensführung, Anstrengung, Achtsamkeit und Konzentration. Die angestrebten Idealzustände sind die Erleuchtung (Zen: Satori) und das Erreichen des Nirwana (endgültige Befreiung von Leid und Wiedergeburt). Die Buddhisten gehen ebenso wie die Taoisten einen »Weg der Mitte«.

Der Zen-Buddhismus ist eine japanische Richtung des Buddhismus, die auf eine in China im 6. Jahrhundert n. Chr. durch den indischen Mönch Bodhidharma begründete Meditationsschule zurückgeht. Sie breitete sich ab dem 13. Jahrhundert in Japan aus und erlangte hier überragende, bis in die Gegenwart reichende Bedeutung. Wichtige Elemente des Zen-Buddhismus sind in den Taoismus eingeflossen. Die Achtsamkeit und der friedliche, freundliche Umgang mit allen Lebewesen stehen im Vordergrund. Das Zen-Prinzip lautet:

»Führe jede Handlung so aus, als sei sie das Einzige auf der Welt, worauf es ankommt.«

Ein Leitsatz, der am Ende einer jeden Meditation wiederholt wird, heißt:

»Mögen alle Wesen auf dieser Erde glücklich und in Frieden leben!«

Im 1. Jahrhundert n. Chr. hatte Bodhidharma die Grundlagen der Meditation eingeführt. Im Chan-Buddhismus bzw. seiner japanischen Variante, dem Zen, verschmelzen taoistische und buddhistische Vorstellungen miteinander.

Es gibt eine tibetische Hymne der Chrenesie, die eine Friedensbotschaft in die Welt trägt und das Wesen des Buddhismus zusammenfasst.

Die folgende tibetische Friedensbotschaft ist der ganzen Welt gewidmet:
»Alle Lebewesen, gleich welcher Natur, wünschen, Leid zu meiden.
Mögen sie alle vom Leid befreit werden.
Alle Lebewesen, gleich welcher Natur, möchten Glück erfahren.
Mögen sie mit Glück gesegnet sein.
Die Unterscheidung zwischen Freunden, Feinden und Neutralen gründet
auf den drei Giften des Geistes, wie Hass, Gier und Unwissenheit.
Möge Selbstlosigkeit ihren Platz einnehmen.
Alle fühlenden Wesen auf Erden, lasst uns diese negativen Eigenschaften
ablegen. Nur dann wird wahrer Frieden in dieser Welt herrschen.«

Dagsay Rinpoche

Wer jemals gesehen hat, wie die Shaolin-Mönche mit Hilfe ihrer geistigen Kraft Materialien wie Holz, Eisen und Stein besiegen, dem wird die meditative Konzentration der Lebensenergie auf einen einzigen Punkt sehr plastisch vor Augen geführt.

Die Kampfkünste

Aufgrund der ständigen politischen Unruhen im alten China mussten die Menschen lernen, ihr Leben gegen Gefahren von außen zu verteidigen. Deswegen wurde in der Zeit der Chin-Dynastie die Weiterentwicklung der Kampfkünste Wu Shu und Kung Fu stark gefördert.

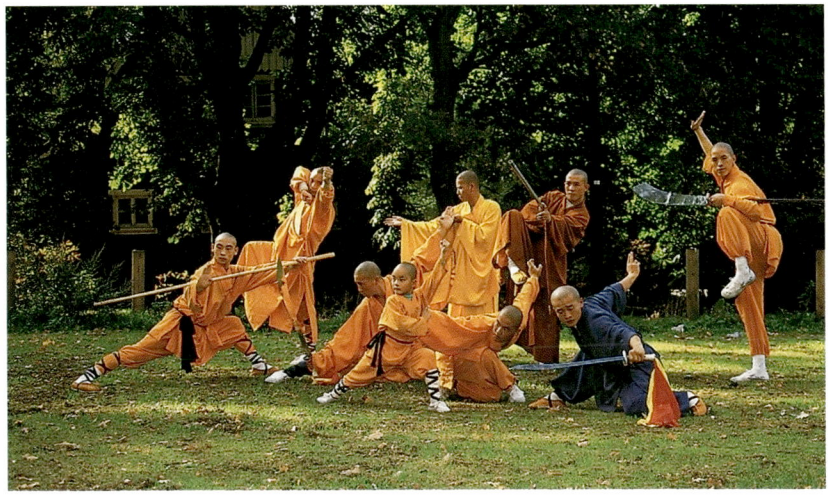

Seit einigen Jahren findet die Kampfkunst der Shaolin-Mönche auch in Europa immer mehr Bewunderer.

Auch die Kampfkünste haben einen religiösen Ursprung. So schrieb im 5. Jahrhundert n. Chr. der Prinz Da Mo Sardili ein Buch zur Muskelkräftigung für die Mönche des Shaolin-Klosters, weil ihm ihr schlechter Gesundheitszustand aufgefallen war. Aus diesen Übungen entwickelten sich später die »Zwölf Brokatstücke«, die eine Rolle bei der Ausbildung der Soldaten in der Sung-Dynastie spielten. Bis heute ist das in der Provinz Henan gelegene Shaolin-Kloster sehr berühmt. Seit dem 5. Jahrhundert n. Chr. verbinden hier Mönche die Meditationspraxis mit dem Erlernen und Trainieren von Kampfkünsten. Das Shaolin-Kloster ist die einzige Einrichtung, in der diese Verbindung von Kampfkunst und Spiritualität bis heute erfolgreich praktiziert wird.

Bei den Kampfkünsten unterscheiden wir die äußere Schule zur Entwicklung der Körperbeherrschung von der inneren Schule für Meditation und spirituelle Körperübungen. Die Kampfkünste zielen ab auf:

Wirklich Großes ist nie kompliziert. So sind auch die chinesischen Kampfkünste für jeden – gleich welchen Alters – erlernbar.

- Selbstverteidigung
- Allgemeine gesundheitliche Stärkung
- Verlangsamung des Alterungsprozesses
- Entwicklung der Muskelkraft
- Widerstandsfähigkeit
- Vorbeugung gegen Krankheiten
- Flexibilität und Elastizität
- Meditation
- Langlebigkeit
- Entwicklung der Spiritualität

Chinesische Medizin

Die chinesische Medizin wird seit Jahrtausenden erfolgreich von taoistischen und konfuzianischen Ärzten angewandt und wurde im Laufe der Zeit immer weiter entwickelt. Sie ist deshalb so erfolgreich, weil sie die Selbstheilungskräfte im Menschen nutzt. In keiner anderen Gesundheitsschule haben sich die Mediziner so differenziert mit dem Fließen

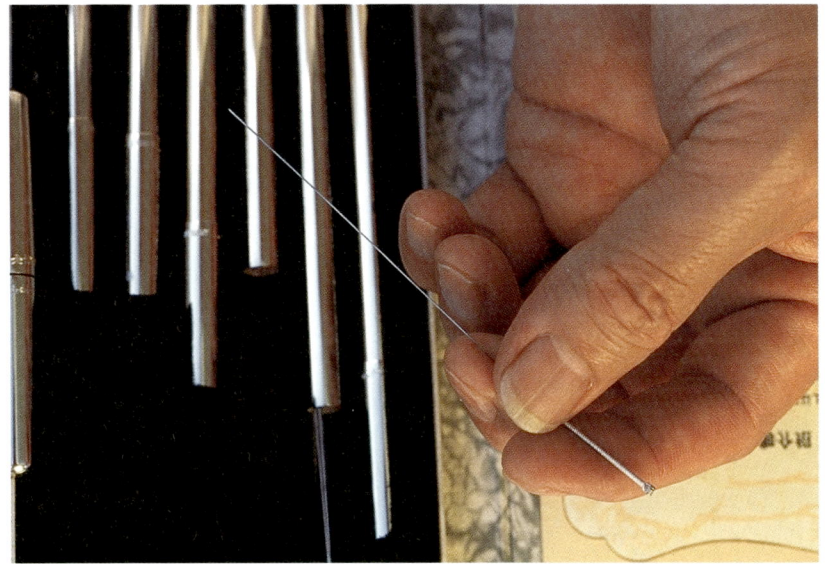

Immer mehr Menschen finden in der westlichen Welt – trotz moderner Apparatemedizin – erst durch die sanften Heilkräfte der Akupunktur Erlösung von ihren Schmerzen.

der Energie im Menschen beschäftigt. Die Vorstellung, dass der ganze Körper von vielen Kanälen und Bächen, den so genannten Meridianen, durchzogen wird, die alle miteinander verbunden sind, bildet die Grundlage der chinesischen Medizintheorie. Sie betrachtet den Menschen als Mikrokosmos, der ein Abbild des Makrokosmos ist und deshalb den gleichen Wandlungen unterliegt, wie es z. B. durch den Wechsel der Jahreszeiten geschieht. Zwischen all den oben skizzierten Glaubenssystemen (Taoismus, Buddhismus etc.) herrscht ein reger Austausch der Ideen. Deshalb überschneiden sich die Stile häufig und bauen aufeinander auf.

Die Bibel der chinesischen Medizin – das »Nei Jing«

Um das Jahr 200 v. Chr. wurde das älteste medizinische Lehrbuch, das »Huang Di Nei Jing Su Wen« (»Huang-ti nei-ching«), entdeckt. Es enthält die Ratschläge des Arztes Qi Bo an den legendären Gelben Kaiser (Huang Di), der um 2600 v. Chr. gelebt haben soll. Huang Di engagierte sich sehr für die Gesundheit seines Volkes und die weitere Entwicklung der chinesischen Kultur. Er empfahl seinem Volk, regelmäßig Körper und Geist zu trainieren.

Neueste Forschungsergebnisse gehen davon aus, dass die taoistischen medizinischen Erkenntnisse des »Nei Jing« etwa 5 000 Jahre alt sind.

Da das »Nei Jing« die beste Zusammenfassung der medizinischen Grundideen enthält, gilt es als Bibel der chinesischen Medizin. Es wurde unzählige Male von Ärzten überarbeitet, mit Randbemerkungen versehen und wieder neu aufgelegt. Die fünf Elemente sind angeordnet nach den beiden Gesetzen der Hervorbringung und der Kontrolle. Im nährenden Kreislauf der Erzeugung verbinden sich die Organe miteinander. Die Leber gibt ihre Energie an das Herz weiter, das Herz an die Milz usw. Im unterdrückenden Kontrollzyklus bändigen die Elemente einander. Das Wasser beherrscht z. B. das Feuer, indem es es auslöscht.

Im »Nei Jing« gibt es eine Stelle, die die Essenz des Taoismus auf einfache und prägnante Art wiedergibt – eine geradezu ideale Einführung in die taoistische Lebensphilosophie:

Wenn die fünf Elemente im Gleichgewicht sind, herrschen Gesundheit und Harmonie. Wenn ein Element überwiegt, entzieht es den anderen die Kraft. Dieses Übermaß wird durch den Kontrollzyklus verhindert.

»Man hat mir berichtet, dass die Menschen im frühen Altertum 100 Jahre lebten, ohne dass ihre Lebenskraft schwächer geworden wäre. Bei den Menschen von heute lassen die Kräfte schon mit 50 Jahren nach. Ist das so, weil die Zeiten sich geändert haben, oder ist es die Schuld der Menschen?

Dem Tao folgend, richteten sich die Alten nach Yin und Yang. Sie waren maßvoll in ihrer Ernährung und in ihren Tätigkeiten. Sie vermieden die Überforderung, gaben Acht, ihrem Körper und ihrem Geist nicht zu schaden, und versetzten sich so in die Lage, 100 Jahre zu leben. Die Menschen heutzutage handeln nicht mehr in gleicher Weise, sie betrinken sich mit Alkohol, sind vermessen und verschwenderisch. Die Leidenschaften erschöpfen ihre Lebenskraft und vergeuden ihren natürlichen Atem. Unersättlich und unbedacht liefern sie sich ihren Neigungen aus, widersetzen sich den wahren Freuden des Lebens, erregen sich ohne Maß und erschöpfen sich vor der Zeit.

Die Weisen des hohen Altertums lehrten jeden, rechtzeitig die ›widernatürlichen Formen der Erschöpfung und die Piratenwinde‹ zu meiden und durch Ruhe und Konzentration ihren natürlichen Atem zu kontrollieren, um ihren Geist im Inneren zu halten, damit sie den Krankheiten keine Angriffsflächen bieten. Dank der Mäßigung der Triebe und der Zurückhaltung der Gelüste bleibt das Herz in Frieden und ungestört; der Körper arbeitet, ohne sich zu erschöpfen; der Atem folgt einem regelmäßigen Lauf, und jedes von ihnen ist befriedigt.

Indem sie ihre Nahrung zu würdigen wussten, zufrieden mit ihrer Kleidung und fröhlich in ihrer Einfachheit lebten, ohne Verlangen nach besseren Lebensbedingungen, waren die Menschen das, was man ›einfach‹ nennt. Keine Begehrlichkeit trübte ihren Blick, keine Unordnung befiel ihr Herz. Gewöhnliche Menschen oder Gelehrte, klug oder nicht, alle hielten sich von inneren Erschütterungen fern, denn sie stimmten mit dem Tao überein. Sie erreichten ein Alter von 100 Jahren, ohne dass ihre Lebenskraft nachgelassen hätte, weil ihre Tugend nicht nachließ« (zitiert nach Yves Requena: »Qi Gong«, Goldmann Verlag, München 1992).

Dieser Text ist jahrtausendealt, aber heute aktueller denn je. Wie kommt es, dass wir Menschen im Westen den Bezug zu diesen uralten Weisheiten immer mehr verloren haben? In den letzten Jahrzehnten ist zunehmend ein Verlust der traditionellen Werte zu verzeichnen, die früher den Menschen Orientierung und Halt gegeben haben, z. B. die Bindung an Religion, Tradition, Moral und vor allem auch der Zusammenhalt in der Familie. Stattdessen gibt es heute wachsende Entfremdung von dem, was wir tun. Der Konsum ist inzwischen zur Religion geworden, und der scharfe Wettbewerb führt zu Egoismus und Individualisierung.

Die Anforderungen an den Menschen von heute sind durch die zunehmende Automatisierung und Computerisierung immer undurchschaubarer und komplizierter geworden. Der Leistungsdruck und die Notwendigkeit lebenslangen Lernens stehen im Vordergrund. Für die Rückbesinnung nach innen und die Erholung in der Ruhe fehlt häufig die Zeit. Deswegen ist es umso wichtiger, dass wir Menschen lernen, uns Methoden anzueignen, die uns Wege weisen, dass wir wieder »heil« werden – und dies auch am Arbeitsplatz umsetzen, so wie es die Chinesen bereits erfolgreich praktizieren. Dadurch lernen wir, unsere Kraftreserven selbst wieder aufzutanken, wenn wir erschöpft sind. Wir übernehmen bewusst die Verantwortung für Körper und Geist und heilen uns durch unsere eigene Kraft.

Gönnen Sie sich regelmäßige Pausen während der Arbeitszeit. Dadurch bewahren Sie Ihre innere Mitte und schützen sich vor unnötigem Stress.

Das chinesische Gesundheitsmodell

»Die Wurzel allen Lebens und Werdens und allen Wandels ist Qi: Alle Wesen und Dinge im Himmel und auf Erden gehorchen diesem Gesetz. So umfasst das Qi im Äußeren Himmel und Erde, Qi im Inneren aktiviert sie. Alles beruht auf Qi: das Licht von Sonne, Mond und Sternen, die Existenz von Donner, Regen, Wind und Wolken, der Wandel der vier Jahreszeiten und ungezählter Dinge. Das gesamte Leben des Menschen ist vollkommen von Qi abhängig.«

»Huang Di Nei Jing«, ca. 2600 v. Chr.

Die acht Trigramme stehen für die acht Himmelsrichtungen sowie für unterschiedliche Qualitäten wie z. B. Donner, Berg. Sie bilden die Grundlage des Orakelbuchs »I Ging«. Auch heute noch wird das Orakel zur bewussten Schicksalsgestaltung befragt.

Das Wesen der chinesischen Medizin lässt sich sehr gut anhand des taoistischen Symbols Pa-kua beschreiben. Dieses Symbol zeigt acht Trigramme, die in acht verschiedenen Richtungen um das Ursymbol für Yin und Yang angeordnet sind. Sie weisen auf die acht Säulen des Taoismus hin:

- Das Tao der Philosophie
- Das Tao der Revitalisierung (Selbstheilung durch taoistische Übungen)
- Das Tao der ausgewogenen Ernährung
- Das Tao der vergessenen Heilpflanzen
- Das Tao der Heilkunst (Akupunktur und Moxibustion)
- Das Tao der sexuellen Weisheit (innere Wandlung)
- Das Tao der Selbstdisziplin
- Das Tao des gestalteten Schicksals (»I-Ging-Orakel« von Raum und Zeit)

Die acht Trigramme decken die Aspekte des täglichen Lebens ab. Die Botschaft lautet: Wer lernt, seine Grundbedürfnisse vollkommen zu befriedigen, kann sein höchstes Potenzial verwirklichen und in Frieden mit dem Tao leben.

»Das Allerweichste im Universum
Überwindet das Allerhärteste im Universum.
Was ohne Form ist, kann eindringen,
Wo kein Raum ist.
Daher weiß ich um den Wert des Nicht-Handelns.
Lehren ohne Worte und Wirken ohne Tun
Werden nur von sehr wenigen verstanden.«

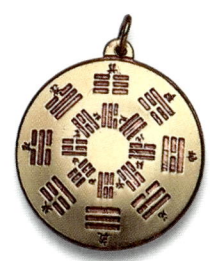

Laotse, »Tao te King«, 43

Entdecken Sie nun die Grundlagen der chinesischen Medizin. Diese Medizin ist sehr eng mit den Übungen des Tao verflochten. Wenn Sie die Prinzipien dieser Medizin verstehen, werden Sie auch die Wirkungskraft der Übungen besser einschätzen können.

Die Basis der chinesischen Medizin bilden einerseits das dualistische Yin-Yang-Modell und auf der anderen Seite die kosmologische Theorie von den fünf Elementen bzw. den fünf Wandlungsphasen.

Die Entstehung von Yin und Yang

Begleiten Sie mich nun auf der Reise zu den Ursprüngen der traditionellen chinesischen Medizin. Sie werden erkennen, dass Yin ohne Yang nicht existieren kann, warum es keine rein positiven Erscheinungen im Leben gibt, ebenso wenig wie rein negative. Sie lernen das Dualitätsprinzip von Yin und Yang kennen. Denn jede positive Situation enthält auch einen Teil des Negativen in sich und umgekehrt. Wenn Sie diese Polarität innerlich akzeptieren, haben Sie einen beachtlichen Schritt auf dem Weg zu innerer Gelassenheit gemacht.

Die Grundannahme des Taoismus besagt, dass am Anfang der Weltgeschichte das nicht zu beschreibende, unendliche Tao alles Leben auf der Erde beherrschte. Später teilte sich diese mächtige Urkraft: Das Trübe, Materielle und Schwere – das Yin – senkte sich zur Erde. Das Klare, Immaterielle, Subtile – das Yang – stieg zum Himmel auf. So entstanden

Die Yin-Meridiane verlaufen auf der Innenseite von Armen, Beinen, auf der Brust bzw. Bauchseite des Rumpfes. Die Yang-Meridiane finden sich auf den Außenseiten, auf dem Rücken und am Kopf. Dafür gibt es eine verblüffende Erklärung. Ein nach vorne gebeugter Reisbauer bestellt sein Feld. Alle Körperteile, die der Sonne (Yang) ausgesetzt sind, sind Yang-Meridiane, alle, die im Schatten liegen, zählen zu den Yin-Meridianen.

Himmel und Erde und mit ihnen die beiden polaren Gegensätze Yin und Yang. Es sind zwar Gegenpole, doch sie schaffen einander, kontrollieren einander und verwandeln sich ineinander. Sie symbolisieren den beständigen Wandel, dem alles auf dieser Erde unterliegt. Jedes Phänomen und

Wenn das Yin am stärksten ist, wandelt es sich in Yang. Wenn die Nacht (Yin) am tiefsten ist, kündigt sich bereits der nahende Tag an. Yin und Yang sind wie zwei Seiten einer Medaille oder zwei Enden eines Stabes. Auch sie befinden sich in einem ständigen Kreislauf des Wandels.

Yin ist	**Yang** ist
Das Materielle	Das Immaterielle
Das Schwere	Das Subtile
Die Ruhe	Die Bewegung
Das Innere	Das Äußere
Das Versteckte	Das Offene
Die Tiefe	Die Oberfläche
Das Entschwinden	Das Erscheinen
Die Vertiefung	Die Erhebung
Der Mond	Die Sonne
Die Nacht	Der Tag
Die Kälte	Die Wärme
Mutter	Vater
Brust und Bauch	Rücken
Rumpf	Kopf
Unterkühlung	Entzündung
Leere	Fülle
Empfängnis	Erzeugung
Intuition	Ratio
Körper	Geist
Langsamkeit	Schnelligkeit
Erhaltung	Umwandlung
Ansammlung	Zerstreuung
Wasser	Feuer
Nässe	Trockenheit
Blut	Qi
Das Weibliche	Das Männliche

alles Leben auf der Welt ist diesem ständig wechselnden Rhythmus un-
terworfen. In jeder Qualität ist ihr Gegensatz bereits enthalten. Nur
durch das Licht kann der Schatten entstehen. Nichts ist lebensfähig,
ohne seinen Gegenpol in sich zu enthalten. Yin und Yang fließen ineinander. Diesen immerwährenden Transformationsprozess hat Laotse wie
folgt beschrieben:

»Was schrumpft,
Muss sich zuvor dehnen.
Was abnimmt, muss zuvor stark sein.
Was niedergehalten wird,
Muss sich zuvor erheben.
Vor dem Empfangen
Muss erst das Geben da sein.
Dies wird die Wahrnehmung des Wesens der Dinge genannt.
Das Weiche und Schwache überwindet das Harte und Starke.«

Laotse, »Tao te King«, 36

Der wirklich Weise handelt im Einklang mit der natürlichen Ordnung der »zehntausend Dinge«. Er bewahrt ständig ein dynamisches Gleichgewicht zwischen den Polen.

Diese dialektische Sichtweise kann Ihnen im Alltag dabei helfen, jede Situation von beiden Seiten aus zu betrachten. Dadurch bleiben Sie mit Ihrer inneren Mitte verbunden und verlieren sich nicht in extremen Gefühlen. Die einzigen Konstanten im Leben sind Veränderung und
Umwandlung. Ähnlich drückt es der berühmte taoistische Philosoph
Chuangtse aus, der wahrscheinlich um 400 v. Chr. lebte.

»Wo es Leben gibt, da ist Tod, und wo es Tod gibt, da ist Leben.
Wo es Möglichkeit gibt, da gibt es Unmöglichkeit …
›Dieses‹ ist auch ›Jenes‹, und ›Jenes‹ ist auch ›Dieses‹ …
Besteht wirklich ein Unterschied zwischen Diesem und Jenem? …
Wenn Dieses und Jenes keinen Gegensatz bilden, ist eben das der Angel-
punkt des Tao.«

Chuangtse, zitiert nach Chan, »Chinese Philosophy«

Leber, Herz, Milz,
Lunge und Nieren
sind die Yin- bzw.
Speicherorgane.
Gallenblase, Dünn-
darm, Magen, Dick-
darm und Blase bil-
den die jeweiligen
dazugehörigen Yang-
bzw. Hohlorgane.

Menschen, die erkannt haben, dass in jedem Positiven das Negative bereits enthalten ist, achten meist aufmerksam auf die Zyklen und Einflüsse der Natur. Sie verhalten sich bewusster rücksichtsvoll, tolerant und friedlich gegenüber anderen Menschen. Sie leben eher in Eintracht und Harmonie mit ihren Mitmenschen und zeigen mehr Ausgeglichenheit, Gelassenheit und Ordnung in ihrer Lebensführung. Sie gehen den Weg der »goldenen Mitte« und verlängern dadurch ihre persönliche Lebenszeit. Sie vermeiden, dass sich negative Symptome in ihnen festsetzen und zu Krankheiten ausweiten. Sie bleiben in Verbindung mit ihrem natürlichen Rhythmus und hören auf ihre innere Stimme.

In der traditionellen chinesischen Medizin wird der Mensch als Einheit von Körper, Geist und Seele betrachtet. Auch der menschliche Körper unterliegt dem Dualitätsprinzip von Yin und Yang. So gehört z. B. die linke Körperhälfte zum kreativen, intuitiven, emotionalen Bereich, was in der chinesischen Medizin dem Yin entspricht. Die rechte Körperhälfte dagegen ist mehr logisch, rational und kognitiv und korrespondiert deshalb mit dem Yang-Prinzip. Wenn Sie Schmerzen haben, ist es aufschlussreich, diese Schmerzen nach den unten aufgeführten Kriterien zu analysieren und dadurch besser zu verstehen.

Yin	Yang
Leere	Fülle
Innen	Außen
Kälte	Hitze
Oberkörper	Unterer Körper
Vorderseite	Rückseite
Linke Körperhälfte	Rechte Körperhälfte
Leber	Gallenblase
Herz	Dünndarm
Milz	Magen
Lunge	Dickdarm
Nieren	Blase

Die drei dynamischen Kräfte

Die Dreiteilung ist typisch für das taoistische Gesundheitssystem. So kennen die Chinesen die Dreiteilung in Himmel, Erde und Mensch ebenso wie die in Atmung, geistige Kraft und Körper.

Es ist von großer Bedeutung für Ihren persönlichen Gesundheitszustand, wie die drei dynamischen Kräfte Qi, Blut und Körpersäfte in Ihnen arbeiten, denn sie bestimmen Ihren Gesundheitszustand. Alle drei sind untrennbar miteinander verbunden. Durch das regelmäßige Praktizieren der fünf Übungen des Tao reinigen und kräftigen Sie diese drei Kräfte in sich.

Das Dreieck gilt auch als Symbol für den Menschen. In seiner lebendigen Einheit verbindet der Mensch die Harmonie des Himmels mit dem Gleichgewicht der Erde.

Das Qi

»Qi« bedeutet so viel wie »Atem«, »Hauch«, »Kraft«, »Lebensenergie«. Es regiert das Blut. Das Qi zirkuliert in den Leitbahnen und gelangt über deren Verzweigungen in die inneren Organe und Gewebe, in Haut und Poren. Im menschlichen Körper hat das Qi die Aufgabe, zu bewegen, zu wärmen, vor Krankheiten zu schützen, die innere Ordnung zu bewahren und zu verwandeln.

Der Mensch wird von zwei verschiedenen Arten von Qi geprägt:

● Dem angeborenen Qi,
das die Grundkonstitution eines Menschen ausmacht und seinen Sitz in den Nieren hat. Dieses Qi vermindert sich von Tag zu Tag und kann nicht ergänzt werden. Ist es erschöpft, bedeutet das das Ende des Lebens.

● Dem erworbenen Qi,
das durch die Art der Lebensführung, die Atmung und die äußere Umgebung beeinflusst wird. Wer ständig Raubbau an seinen Kräften betreibt, falsch atmet und sich häufig in ungesunder Umgebung aufhält, verringert dadurch sein erworbenes Qi und somit seine Lebenserwartung. Durch einen gesunden, ausgewogenen Lebensstil hingegen kann das erworbene Qi gestärkt werden. Mit Hilfe der taoistischen Übungen pflegen und vermehren wir das erworbene Qi und verlängern dadurch unser Leben.

Das Blut

Das Blut, Xue, besteht aus Qi, Körpersäften und Nährstoffen. Es ist die Mutter des Qi und der Träger des Immunsystems. Es fließt in den Gefäßen und ernährt den ganzen Körper: die Leitbahnen, Haut, Organe und Eingeweide, Muskeln, Knochen und Nägel. Das Blut und das Qi, die Blutgefäße und die Energieleitbahnen sind untrennbar miteinander verbunden.

Auffallend ist, dass das Muster des Blutkreislaufs nach einem ähnlichen Prinzip funktioniert wie das System der Energieleitbahnen (Meridiane).

Die Körpersäfte

Die Körpersäfte, Jin Ye, sind körpereigene Sekrete wie Speichel, Tränen, Schweiß sowie Flüssigkeit aus der Nahrung. Sie zirkulieren im Fleisch, in der Haut und in den Sehnen und erreichen jede einzelne Körperzelle. Zusammen mit dem Blut nähren, versorgen und befeuchten sie den ganzen Körper.

Die Produktion der Körpersäfte ist von der Qi-Stärke der inneren Organe abhängig. Sie selbst können die Aufgabe Ihrer Körpersäfte, die in der Befeuchtung liegt, unterstützen, indem Sie Ihrem Körper genügend klare Flüssigkeit zuführen, z. B. Wasser. In China wird häufig heißes Wasser getrunken, um die Befeuchtung und innere Reinigung zu fördern. Ihre Gesundheit ist besonders robust und gut, wenn alle drei Kräfte – Qi, Blut und Körpersäfte – ungehindert auf den Leitbahnen durch den Körper strömen können. Das hält die Krankheiten von Ihnen fern.

Ungehemmter, freier Energiefluss

Einen solchen ungehemmten Energiefluss erreichen Sie, indem Sie die fünf Elemente des Tao – Holz, Feuer, Erde, Metall und Wasser – durch die Übungen im Gleichgewicht halten, den »Weg der Mitte« gehen, sich regelmäßig bewegen, ebenso regelmäßig ausruhen und entspannen und sich gesund ernähren. Die drei Säulen, auf denen Ihre Gesundheit ruht, heißen Bewegung, Entspannung und Ernährung.

Tun Sie etwas für Ihren Körper, indem Sie z. B. Ihr Auto öfter stehen lassen und stattdessen mit dem Rad fahren, zu Fuß gehen oder öffentliche Verkehrsmittel benutzen.

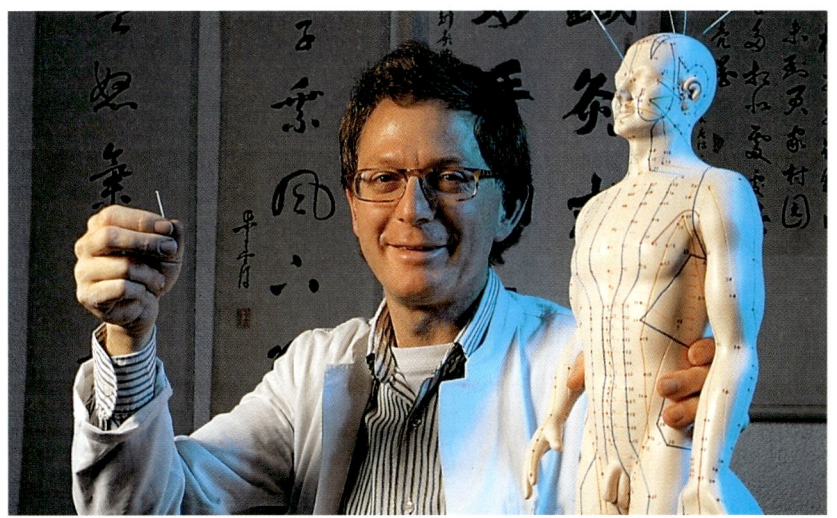

Mit feinen Nadeln wird das Fließen der Energieströme durch die Haupt- und Sondermeridiane belebt, und Blockaden können überwunden werden.

Die Meridiane

Meridiane sind für das Auge unsichtbare Leitbahnen für das Qi. Sie breiten sich wie Flüsse an der Körperoberfläche und innerhalb des Körpers aus. Die traditionelle chinesische Medizin unterscheidet zwischen zwölf Haupt- und acht Sondermeridianen.

Die zwölf Hauptmeridiane haben ihren Ausgangs- und Endpunkt in den Händen oder Füßen. Es sind die Meridiane der Lunge, des Dickdarms, des Magens, der Milz, des Herzens, des Dünndarms, der Harnblase, der Nieren, des Kreislaufs, des Dreifachen Erwärmers (in China die Bezeichnung für ein Organ, das vor allem die Körpertemperatur reguliert), der Gallenblase und der Leber.

Diese zwölf Leitbahnen sind durch ihren Verlauf mit den inneren Organen, den Sondermeridianen und dem Hauptenergiezentrum, dem unteren Speicher, verbunden. Auf diesen Leitbahnen befinden sich zahlreiche »Tore für das Qi«. Das bedeutet, dass das Qi an diesen Punkten besonders konzentriert auftritt. Die acht Sondermeridiane werden auch als »außergewöhnliche Gefäße« bezeichnet und tragen deshalb den Namen »Mai«, was auf Chinesisch »Gefäß« bedeutet.

In jeder chinesischen Stunde, die zwei Stunden unserer Zeitrechnung ausmacht, ist eine Leitbahn für ein bestimmtes Organ mehr gefüllt als die anderen. Dieses Phänomen wird in der so genannten Organuhr dargestellt (siehe Seite 41).

Bei Blockaden oder Schwächen lässt sich der Energiefluss mit feinen Nadeln kräftigen, beruhigen oder beleben. In der traditionellen chinesischen Medizin seit Jahrhunderten praktiziert, findet die Akupunktur auch in den westlichen Ländern zunehmend Beachtung.

Wenn Sie Ihre Schwachstellen kennen, können Sie den Heilungsprozess durch die Druckmassage bestimmter Energiepunkte gezielt verbessern.

Diese speziellen Punkte können aber auch gedrückt, geklopft oder massiert werden, womit die Techniken der Akupressur genannt sind. Akupressur ist eine hervorragende Selbstbehandlungsmethode, die die Wirkung der taoistischen Übungen unterstützt.

Disharmonien im menschlichen Körper werden auch durch die Heilkräutertherapie oder durch eine genau auf die fünf Elemente abgestimmte Diät erfolgreich behandelt.

Bei den Übungen der fünf Elemente des Tao werden diese Punkte mit Hilfe der Atmung, der Vorstellungskraft und der Bewegung von innen her aktiviert, von Blockaden befreit und ausbalanciert, was die natürlichste und einfachste Form der Selbstheilung darstellt. Ein Qi-Strom läuft in der Regel etwa 50-mal am Tag über die Körperoberfläche und 50-mal in der Nacht durch das Innere des menschlichen Körpers. Durch die Übungen des Tao können Sie diesen Energiestrom in seiner Geschwindigkeit und Intensität positiv beeinflussen. Wenn Sie erkrankt oder geschwächt sind, können Sie ganz bewusst Ihr Qi an die erkrankte Stelle lenken, es dort zusammenziehen und damit den Heilungsprozess unterstützen. Wenn das Qi auf Ihren Leitbahnen frei fließen kann, sind Ihr Yin und Yang miteinander im Gleichgewicht.

Wichtige Energiepunkte

Die drei Speicher

Stellen Sie sich bitte das folgende Bild vor: Ihr Körper ist wie eine Landkarte, die von vielen Flüssen und Bächen durchzogen wird. Alle diese Flüsse fließen in einem großen Meer zusammen. In Ihrem Körper sind diese Flüsse und Bäche Ihre Energieleitbahnen. Das Meer ist für Sie der wichtigste Sammelpunkt, Ihr Kraftzentrum im unteren Speicher,

in dem sich alle Leit-
bahnen treffen. Die-
ses Kraftzentrum heißt
auf Chinesisch »Dan
Tien«, was so viel be-
deutet wie »Zinnober-
feld« oder »Sammel-
becken für das Qi«. Es
gibt drei Arten von
Speicherbecken, wobei
für die Übungen des
Tao der untere Spei-
cher maßgeblich ist.

Unterer Speicher
Dieses größte Kraft-
zentrum, Dan Tien,
auch »Drachenpalast«
oder »Meer der Ener-
gie« genannt, verbin-
det den Menschen mit
der Erde, mit seinen
Wurzeln und seinem
Ursprung. Hier ist je-

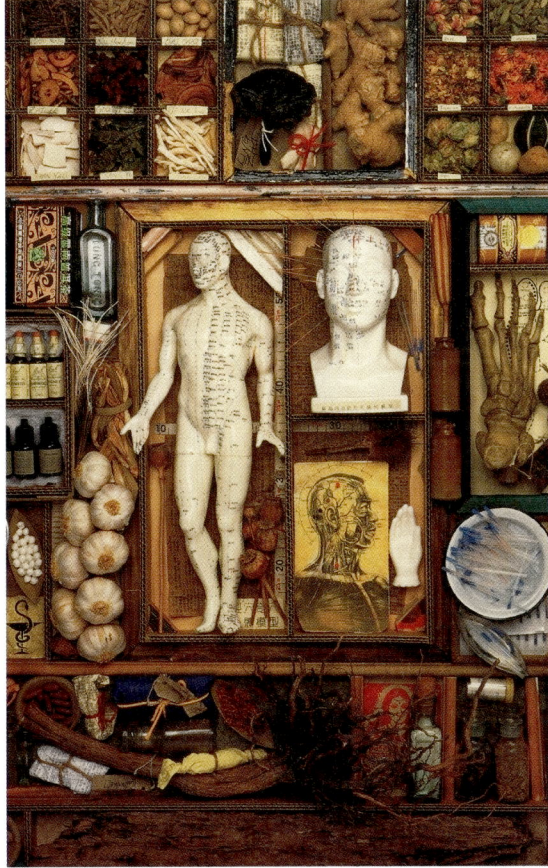

*Die Energieleitbah-
nen, die Meridiane,
sind in der chinesi-
schen Medizin von
großer Bedeutung.*

derzeit eine tiefe innere Ruhe und Gelassenheit zu finden. Der untere
Speicher liegt ungefähr drei Fingerbreit unterhalb des Bauchnabels auf
der Mittellinie tief im Inneren des Unterbauchs. In der Vorstellung der
Taoisten wird die Energie dort in einer goldenen Kugel von der Größe eines Tischtennisballs konzentriert und gespeichert. Durch regelmäßiges
Üben füllt sich diese Kugel immer mehr mit frischer Lebenskraft, mit
Ruhe und Gelassenheit und beginnt zu leuchten. Beim Einatmen steigt
diese Lebenskraft bei jeder Übung langsam vom Dan Tien aus nach oben
und kehrt beim Ausatmen wieder dorthin zurück. Somit ist dieser Punkt
der wichtigste Konzentrationspunkt bei allen Übungen.

**Der untere Speicher
kann mit einem Was-
serbecken vergli-
chen werden, das
immer mit Wasser
gefüllt sein sollte.**

Mittlerer Speicher

Dieses kleine Energiezentrum liegt auf der Höhe der Brustwarzen in der Mitte des Brustbeins. Dieser Punkt wird auch »wahre Mitte« oder »Prinzip des Lebens« genannt. Der mittlere Speicher wird mit dem Herzzentrum gleichgesetzt. Hier spüren Sie Qualitäten wie Harmonie, Mitgefühl, Liebe und stärken die positive Verbindung zum Universum. Das ist die Quelle für Ihr »inneres Lächeln«.

Oberer Speicher

An der Nasenwurzel zwischen den Augenbrauen befindet sich dieses kleine Energiezentrum. Er heißt auch »Stempelhalle«, »Kessel aus Jade« oder das »dritte Auge«. Dieser Punkt steht für Klarheit und Intuition. Der obere Speicher verbindet den Menschen mit dem Himmel, mit seiner Entwicklung und seinem Streben nach Vollkommenheit.

Die hier genannten Energiepunkte nehmen die Lebenskraft konzentriert auf und speichern sie in sich für lange Zeit.

Tor des Lebens

Sie finden das »Tor des Lebens« zwischen dem zweiten und dritten Lendenwirbel in der Mulde der Nierenkrümmung gegenüber vom Bauchnabel. Er wird auch als »himmlischer Auftrag« und »Ming-Men-Punkt« bezeichnet. Er ist der größte Speicherort für die angeborene Lebensenergie. Wenn Sie diese Lebensenergie stärken möchten, können Sie eine kleine Übung für Ihre Nierenpunkte machen. Sie formen Ringe mit Ihren Daumen und Zeigefingern und legen diese Ringe auf die Nierenpunkte, die auf dem großen Rückenmuskel eineinhalb Daumenbreit seitlich vom Ming-Men-Punkt liegen. Jetzt reiben Sie zwölfmal diese Punkte kräftig auf und ab. Das stärkt Ihre Lebensessenz, mildert Nierenleiden und Rückenprobleme und kräftigt das Urogenitalsystem.

Himmelspforte

In der Mitte der Verbindungslinien zwischen den Ohren auf dem Scheitelpunkt bildet die »Himmelspforte« die höchste Stelle des Kopfes. Wir finden die »Himmelspforte« auch unter der Bezeichnung »hundert Zusammenkünfte«, »die fünf Begegnungen«, »himmlische Fülle« oder »drei Yang«. Hier treffen alle Yang-Meridiane zusammen.

Dieser Punkt ist für Sie von zentraler Bedeutung, weil Sie ihn beim Üben öffnen und dann die klare, frische, reine Himmelsenergie in Sie einströmt. Hier ist ein seidener Faden befestigt, der Sie ganz sanft zum Himmel emporzieht.

Menschenpforten

Sie spüren diese wichtigen Konzentrationspunkte für das Qi in der Mitte Ihrer Handflächen. Diese Punkte nennt man auch »Palast der Arbeit« oder »Lao-Gong-Punkte«. Von hier aus tauschen Sie sich mit anderen Menschen aus. Hier wird Ihre Heilenergie gesammelt.

Reiben Sie diese Punkte häufig kräftig aneinander. Das verbessert Ihre Blutzirkulation und aktiviert die Heilkraft in den Händen. Im Taoismus gibt es spezielle Fingerübungen, mit denen Sie diese Punkte stimulieren und gleichzeitig Ihre inneren Organe stärken können.

Sprudelnde Quelle

In der Mitte der Fußsohlen, auf der Mitte der Fußballen, in der Höhlung, die sich bildet, wenn Sie Ihren Fuß krümmen, finden Sie diese Punkte. Hier liegen die Anfangspunkte der Nierenmeridiane. Sie werden auch »Erdpforten« oder »Yong-Quan-Punkte« genannt. Über diese Punkte regulieren Sie den Austausch von frischem und verbrauchtem Qi mit der Erde. Sie geben verbrauchtes Qi ab und nehmen gleichzeitig frisches Qi auf. Diese Punkte sollten beim Üben geöffnet sein.

Falls Ihnen das schwer fällt, können Sie lernen, diese Punkte zu öffnen, indem Sie zur Aufwärmung einen Noppenball unter Ihrer Fußsohle rollen. Das regt die Durchblutung an und öffnet die »sprudelnde Quelle«. Nehmen Sie einen Noppenball mit an Ihren Arbeitsplatz, und rollen Sie zwischendurch immer wieder mit Ihren Fußsohlen darauf. Sie werden feststellen, dass das sehr gut Ihr vegetatives Nervensystem harmonisiert und beruhigt. Lassen Sie jeglichen Stress von Ihren Fußsohlen aus in die Erde gleiten, und befreien Sie sich dabei innerlich von unangenehmen Gedanken und Gefühlen. Durch fleißiges Üben mit der Lebenskraft (Qi Gong) entwickeln Sie Ihre Hände zu kraftvollen Energieleitern. Sie lassen sich vergleichen mit den Polen eines elektrischen Stroms.

Wer den permanenten Kreislauf der fünf Elemente erkannt hat, kann diese ständigen Wandlungen sowie die Yin-Yang-Polarität auch im Alltag besser akzeptieren.

Die Vorbereitung auf die Übungen

»Der Himmel ist mein Vater.
Und die Erde ist meine Mutter.
Und selbst solch ein kleines Geschöpf wie ich
Findet in ihrer Mitte seinen geborgenen Platz.
Das, was sich ausbreitet im Universum,
Betrachte ich als meinen Körper,
Und das, was das Universum lenkt,
Betrachte ich als meine Natur.
Alle Menschen sind meine Brüder und Schwestern,
Und alle Dinge sind meine Kameraden.«

Zitat eines anonymen chinesischen Gelehrten, 11. Jahrhundert

Es ist inzwischen bewiesen, dass sich Gedanken und Gefühle blitzschnell im Körper und im Geist umsetzen und dadurch den gesamten Organismus beeinflussen. Das gilt auf der einen Seite für positive Gefühle wie Freude, die uns sofort eine Röte in die Wangen treibt, und auf der anderen Seite auch für Trauer, die uns erblassen lässt.

Das innere Lächeln

Die Geisteshaltung des inneren Lächelns empfiehlt sich sowohl während der Fünf-Elemente-Übungen als auch im Alltag, weil das »innere Lächeln« sogleich eine heitere innere Einstellung und mehr Gelassenheit und Toleranz hervorruft. Diese aus dem Taoismus und Buddhismus stammende Idee beinhaltet, dass Sie anderen Menschen, aber vor allem sich selbst gegenüber eine achtsame, wohlwollende und liebevolle Haltung einnehmen. Mit Hilfe des »inneren Lächelns« verbinden Sie sich mit Ihrer Buddha-Natur, mit dem grundsätzlichen Gutsein Ihres individuellen Wesenskerns. Denken Sie an das sanfte Lächeln, das auf dem Gesicht fast jeder Buddha-Statue liegt.

Um das »innere Lächeln« zu einer Grundhaltung zu entwickeln, können Sie die folgende Übung durchführen. Wenn Sie das Lächeln nach einiger

Zeit tief verinnerlicht haben, reicht es vollkommen aus, wenn Sie sich immer wieder daran erinnern. Ohne große Anstrengung wird sich dann ganz von selbst das Lächeln immer wieder einstellen. Beobachten Sie sich selbst.

Übung: Das innere Lächeln

Zunächst nehmen Sie eine für Sie individuell bequeme Körperhaltung ein. Schließen Sie Ihre Augen, und konzentrieren Sie sich auf den ruhigen, gleichmäßigen Atemrhythmus im Bauchraum. Richten Sie nun Ihre Aufmerksamkeit entspannt nach innen. Lassen Sie ein sanftes, leichtes Lächeln entstehen. Spüren Sie, wie das Lächeln bald begleitet wird von einer leichten Heiterkeit, Gelassenheit und Helligkeit, kombiniert mit einem angenehmen Gefühl für den eigenen Körper. Schicken Sie nun dieses »innere Lächeln« – beginnend am Scheitelpunkt – ganz bewusst auf die Reise durch Ihren gesamten Körper.

Scheitelpunkt
Beginnen Sie damit, dass Sie das Lächeln zu Ihrem Scheitelpunkt lenken. Stellen Sie sich vor, wie sich dieses helle, sanfte, warme Gefühl vom Scheitelpunkt aus im Gesicht und im Gehirn ausdehnt und alles entspannt.

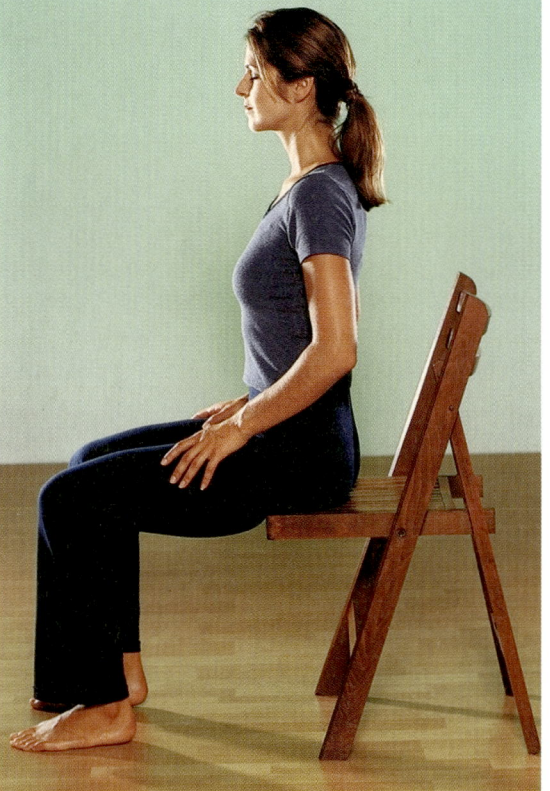

Setzen Sie sich aufrecht hin, und stellen Sie sich vor, dass die Wirbelsäule mühelos nach oben zum Himmel gezogen wird. Gleichzeitig zieht ein Gewicht Sie vom Steißbein aus nach unten zur Erde, so dass Ihre gesamte Wirbelsäule wunderbar auseinander gezogen und gedehnt wird.

Die richtige Körperhaltung – entscheidende Voraussetzung für die innere Balance zwischen Konzentration und Entspannung.

Herzzentrum

Lassen Sie nun langsam das Lächeln nach unten in die Mitte des Brustraums hineinsinken. Spüren Sie, wie das Lächeln jetzt an seinem Ursprung angekommen ist. Öffnen Sie Ihr Herz, spüren Sie die harmonische Verbindung mit der inneren und äußeren Welt. Genießen Sie das Gefühl von Harmonie, Liebe, Verbundenheit und tiefer innerer Ruhe.

Senden Sie das Lächeln nun von seiner Quelle aus in alle Bereiche des Körpers hinein.

Es strömt angenehm, warm und hell in sanften Wellen vom Herzen aus nach oben in die Schultern, die Arme entlang bis in die Fingerspitzen hinein. Gleichzeitig strömt es vom Herzen aus nach unten in den unteren Speicher, das Becken, die Beine entlang bis in die Zehenspitzen hinein. Jede einzelne Körperzelle ist nunmehr erfüllt von diesem »inneren Lächeln«. Sie fühlen tiefe innere Ruhe, Entspannung, Heiterkeit, Gelöstheit und Gelassenheit.

Die Imagination des »inneren Lächelns« können Sie immer dann aktivieren, wenn Sie spüren, dass Alltagsstress und Verspannung aufkommen. Lassen Sie in solchen Augenblicken in Gedanken dieses Lächeln in Ihrem Inneren wachsen. Lassen Sie das Unangenehme vorüberziehen, und behalten Sie das Gute bei sich. Sie werden schon bald feststellen, dass Sie sich seltener aufregen und weniger innere Blockaden und Verspannungen mit sich herumtragen.

Am Anfang empfiehlt es sich, diese Übung täglich zu praktizieren, damit Ihnen diese positive innere Einstellung in Fleisch und Blut übergeht.

Im Volksmund weiß man seit langem, dass das Herz empfindlich auf die unterschiedlichsten Ereignisse reagieren kann. Das drückt sich in Redewendungen aus wie: »das Herz höher schlagen lassen«, »sein Herz hingeben«, »das Herz schlägt einem bis zum Halse«. Polen Sie Ihr Herz positiv, und kultivieren Sie dort die harmonischen Gefühle und Stimmungen. Ihr Körper und Ihr Geist werden Ihnen dankbar sein.

Der Übungsort

Stellen Sie sicher, dass Sie ungestört üben können. Wenn Sie zu Hause üben, gehen Sie auf den Balkon, in den Garten, oder bewegen Sie sich bei geöffnetem Fenster. Am besten ist es, diese Bewegungen in der freien Natur zu praktizieren, weil dann die Qualität der Luft besser ist und Sie die Elemente von Himmel und Erde sehen und spüren können. Das unterstützt die Heilwirkung ungemein.

Besonders empfehlenswert ist das Üben in der Nähe von großen Wasserflächen, ganz gleich, ob es das Meer, ein breiter Fluss, ein See oder ein Teich ist. Die sanfte, entspannende Energie des Wassers verstärkt die inneren Selbstheilungskräfte. Deshalb ist es auch so angenehm, zu schwimmen, zu baden oder zu duschen.

Ebenso ist das Üben auf einer gerade gemähten Wiese sehr wirkungsvoll, weil das frische Qi des Grases die Entspannung fördert. Auch das Üben im Wald macht viel Spaß, weil die Bäume ganz viel positives, beruhigendes Qi ausstrahlen. Meiden Sie jedoch die Nähe von Oleander, weil diese Pflanze ein sehr gespanntes Qi besitzt.

Bei Unwetter, Gewitter, Hagel, Sturm, Nebel oder starkem Wind ist das Üben draußen nicht zu empfehlen. In dieser Zeit ist die Natur nicht im Gleichgewicht und hat einen eher ungünstigen Einfluss auf den Menschen. Nach einem Unwetter allerdings ist das Training sehr hilfreich. Bei extremer Umweltverschmutzung, Smog etc. sollten Sie ebenfalls besser zu Hause üben.

Nutzen Sie in Europa die warme Jahreszeit zum Üben in der freien Natur. Sie haben dann völlige Ruhe und lernen die Kräfte und Elemente der Natur besser kennen und lieben. Stellen Sie sich in die Nähe eines großen Baumes oder Flusses, und lassen Sie die Heilkraft der Natur auf sich wirken.

Atmen Sie den frischen Sauerstoff tief ein. Pressen Sie dann die verbrauchte Luft kräftig wieder aus. Das reinigt und erfrischt Ihre Lungen. Es gibt Ihnen sogleich neuen Lebensmut und vitale Spannkraft, um die eigenen Aufgaben souverän zu bewältigen.

Die richtige Kleidung

Besonders geeignet ist bequeme, weite Kleidung aus natürlichen Fasern. Der Gürtelbereich darf nicht eingeschnürt sein. Auch Schmuck kann den Energiefluss beeinträchtigen. Für das Üben im Freien eignen sich Turnschuhe. Wenn Sie drinnen üben, sind Gymnastikschuhe oder warme Socken ideal.

Meine eigenen Erfahrungen haben gezeigt, dass es hilfreich ist, Kleidung auszuwählen, die Sie ausschließlich während der taoistischen Bewegungen tragen. Diese speichert dann die konzentrierte Energie und verbessert den Entspannungseffekt.

Die besten Übungszeiten

Grundsätzlich können Sie die Fünf-Elemente-Übungen jederzeit durchführen. Wenn Sie allerdings in einer schlechten psychischen Verfassung sind, empfiehlt es sich, dass Sie sich erst einmal beruhigen, entweder durch Lockerungs- oder Atemübungen oder durch das »innere Lächeln«. Jede Übung kann in drei Phasen unterteilt werden:

- Die Vorbereitungsphase
- Das Aussäen bzw. die Übungsphase
- Das Ernten, die Abschlussphase

Vermeiden Sie extreme Gefühle und Stimmungen. Gehen Sie so oft wie möglich den »Weg der Mitte« und der Mäßigung. Vermeiden Sie alle Extreme. Verstärken Sie alles, was Ihnen gut tut, und seien Sie vorsichtig mit dem, was Ihnen Energie raubt.

Wenn die innere Vorbereitung und Einstimmung auf die Ruhe fehlen, kann das Qi nicht richtig ausgesät werden. Während der Übungsphase säen Sie das Qi bewusst aus, um es in der Abschlussphase einzusammeln und zu ernten. Es empfiehlt sich, das Qi immer bewusst im Kraftzentrum zu speichern, da Sie sonst riskieren, es schnell wieder zu verlieren. Am stärksten ist die Aufnahme des Qi am Morgen, weil Sie dann noch unbelastet vom Tagesgeschehen sind und das Yang-Qi langsam zu steigen beginnt. Eine weitere günstige Übungszeit liegt zwischen 11 und 13 Uhr und zwischen 23 und 1 Uhr. Zwischen 23 und 1 Uhr erreicht das Yang-Qi seinen Höhepunkt. Es lässt sich in dieser Zeitspanne besonders gut aufnehmen.

Sie können auch mit Hilfe der Organuhr die Zeiten bestimmen, in denen Ihre Organe besonders gut arbeiten. Machen Sie ganz gezielt Ihre Übungen zu der Zeit, in der Ihr geschwächtes Organ am besten arbeitet. Dadurch kräftigen Sie das Qi gerade dieses Organs.

Bitte beachten Sie, dass eine kurze, intensive Übungsphase effektiver ist als eine zu lange Übungszeit, die Sie nicht mehr genießen können.

Grundsätzlich sind 15 bis 20 Minuten Trainingszeit täglich eine sinnvolle Zeit für den Anfang. Später können Sie diese Zeit etwa wöchentlich um jeweils eine Minute erhöhen. Die maximale Übungszeit sollte 60 Minuten nicht überschreiten. Wer rasch Fortschritte machen möchte, übt am besten regelmäßig: einmal morgens und einmal abends. Die Übungen des Tao können Sie entweder wie bei einem Tanz als Tai Chi

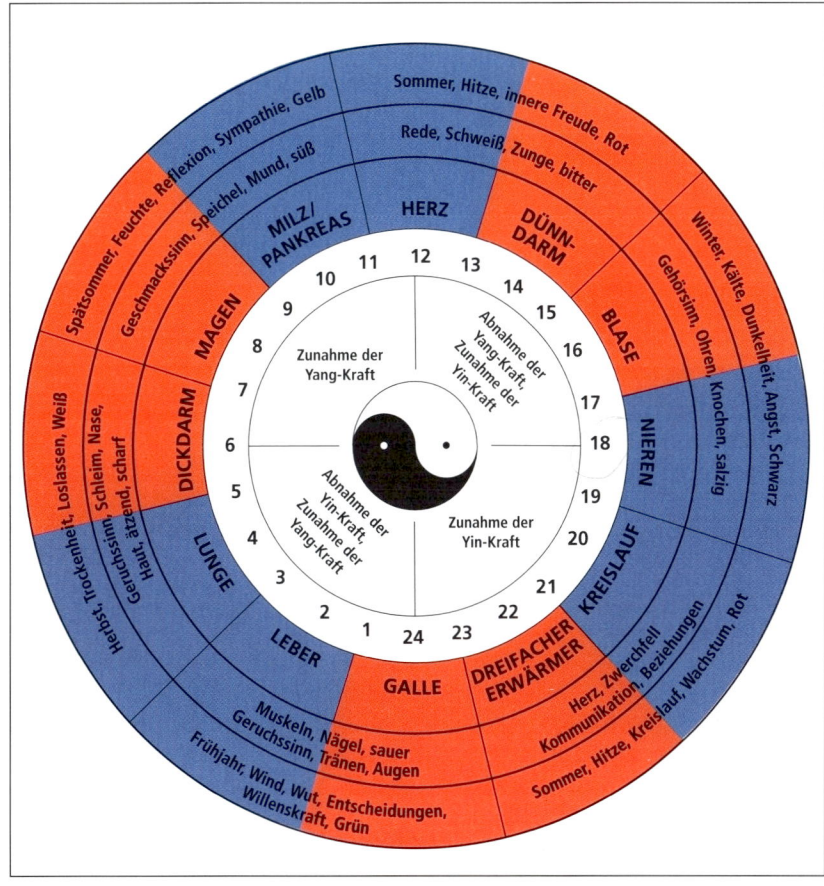

Die Fünf-Elemente-Uhr gibt Auskunft über die aktiven Zeiten der Organe.

In erster Linie geht es bei den Übungen um die Freude an der Entspannung, die Sie mit jedem neuen Training verstärken. Gönnen Sie sich die Zeit und den Luxus, für eine bestimmte Zeit regelmäßig dem Alltagsstress zu entfliehen und sich in einer selbst geschaffenen Oase der Ruhe wieder mit frischer Kraft aufzutanken.

üben, so dass Sie jedes Element einmal darstellen und jede Übung fließend in die nächste übergeht; wenn Sie mögen, können Sie aber auch jede Übung als Qi-Gong-Meditation praktizieren. Das bedeutet, dass Sie jedes Element intensiv üben und wiederholen, ungefähr sechsmal oder so lange, bis Sie die Wirkung deutlich spüren. Damit stärken Sie die Heilkraft des jeweiligen Elementes in sich. Bei beiden Formen konzentrieren Sie sich besonders auf Ihr unteres Kraftzentrum und den Wechsel von Yin und Yang, von Leere und Schwere. Probieren Sie aus, was Ihnen am besten gefällt.

Wenn Sie vor dem Frühstück üben möchten, trinken Sie vorher eine Tasse heißes Wasser mit Honig. Das führt Ihrem Körper Blutzucker zu und mindert das Hungergefühl. Eine Stunde vor und nach dem Essen sollten Sie mit dem Üben aussetzen. Bei akuten Erkrankungen, insbesondere bei Infektionen, bei hohem Fieber und bei Blutergüssen ist das Üben nicht angebracht. Nicht geeignet sind die Übungen außerdem bei einer Psychose. Dagegen können sie bei Depressionen und Angstzuständen hilfreich sein. Während der Menstruation oder Schwangerschaft können Sie auch mit weniger Kraftaufwand üben. Wenn Sie Fragen haben, suchen Sie den Rat eines kompetenten Lehrers, und üben Sie mit anderen zusammen in einer Gruppe – so wie die Chinesen. Heute werden Seminare in allen größeren Städten und in Volkshochschulen angeboten.

Musik ist eine immer während Quelle der Inspiration und Entspannung, die Licht in die Tiefe des menschlichen Herzens sendet.

Die innere Einstellung

»... mehr als nur Musik ...
Die Grundlage der Schöpfung ist Klang.
Das Geheimnis des Klanges ist Mystik.
Die Harmonie des Lebens ist Religion.
Die Erkenntnis der Schwingungen ist Metaphysik.
Die Analyse der Atome ist Wissenschaft.
Die harmonische Anordnung der Atome ist Kunst.
Der Rhythmus der Form ist Dichtung.
Der Rhythmus des Klanges ist Musik.
Daraus erkennt man, dass Musik
die Kunst aller Künste ist und die Wissenschaft aller Wissenschaften.
Sie enthält in sich selbst die Quelle aller Erkenntnisse.«

Hazrat Inayat Khan

Der Erfolg der Übungen hängt sehr stark von der Kraft der inneren positiven Einstellung ab. Achten Sie immer darauf, dass Ihnen die echte Freude an der Bewegung erhalten bleibt. Holen Sie sich Inspiration und

Kraft, indem Sie beim Üben ausgewählte, entspannende Musik hören. Klassische Musik (Bach, Mozart, Vivaldi) eignet sich ebenso wie Meditationsmusik. Gestalten Sie sich die Atmosphäre um sich herum so angenehm wie möglich. Die Übungszeit ist ein ganz besonderes Geschenk, das Sie sich selbst gönnen. Sie schaffen sich damit eine kleine ruhige Oase inmitten der Betriebsamkeit des Alltags.

Der Erfolg dieser Übungen hängt in erheblichem Maße vom harmonischen Zusammenspiel der drei Kräfte Vorstellungskraft, Atmung und Bewegung ab. Deswegen spricht man häufig auch von »Meditation in Bewegung«. Alle Bewegungen werden entspannt, sanft, fließend und ohne Anstrengung ausgeführt. Der Erfolg lässt sich daran messen, wie sehr die vorgestellte, beabsichtigte Bewegung mit der gefühlten, erlebten Bewegung übereinstimmt. Kennzeichnend für die liebevolle, positive Einstellung bei jeder Bewegung, die in Stille ausgeführt werden sollte, ist das »innere Lächeln«.

Üben Sie täglich zur gleichen Zeit. Das hat den Vorteil, dass sich Ihr Körper und Ihr Geist an den gleich bleibenden Rhythmus gewöhnen. Es entsteht ein innerer »Automatismus«, der Sie von selbst an die Übungszeit erinnert. Das können Sie mit dem täglichen Zähneputzen vergleichen, an das Sie ja auch automatisch denken.

Die Körperhaltung

Bei den Übungen laufen alle Bewegungen kreisförmig ab. Sie werden langsam und sehr bewusst ausgeführt. Der Geist ist dabei vollkommen ruhig und auf die Übungen konzentriert. Die Haltung ist locker, aufrecht und unverkrampft. Alle Teile des Körpers bewegen sich als Ganzes. In der Vorstellung sind die Muskeln, Sehnen und Gelenke weit geöffnet. Die ganze Schwere des Körpers sinkt nach unten. Zwei Drittel der Aufmerksamkeit richten sich auf den Körperbereich unterhalb der Hüfte und ein Drittel auf den Oberkörper. Jede Bewegung geht vom unteren Kraftzentrum, von den Hüften aus. Der Geist führt den Körper und lenkt das Qi.

Im Stehen

Das Üben im Stehen wird in China folgendermaßen begründet: »Die stehenden Stellungen zu üben ist, wie Kräuter für die innere Alchemie zu sammeln.«

Jede Bewegung zeigt den ständigen Wechsel von Yin und Yang. Sie spüren stets, wie die weiche, passive Entspannung – Yin – sich mit der kräftigen, aktiven Anspannung – Yang – abwechselt. Dieser ständige Wechsel zwischen An- und Entspannung führt zu einem optimalen Spannungsverhältnis.

Füße

Ihre Füße stehen immer schulterbreit nebeneinander. Beide Fußsohlen sind gleichmäßig belastet. Im Laufe der Übung werden die Füße immer wärmer und schwerer. Der Kontakt zur Erde wird intensiv und unmittelbar gefühlt. Öffnen Sie in Gedanken die Yong-Quan-Punkte, und regulieren Sie darüber den Austausch mit dem Qi der Erde.

Knie

Sie öffnen Ihre Kniegelenke, indem Sie sie ganz sanft beugen. Achten Sie immer darauf, dass Ihre Kniescheiben senkrecht über den Fußrücken stehen. Dabei dürfen die Knie die Spitzen der großen Zehen nicht überragen. Stellen Sie sich vor, Sie säßen auf einer Wolke oder auf einem Barhocker. Die Chinesen bezeichnen diese Position auch als den Reitersitz. Wer kräftige Beinmuskeln hat, bevorzugt häufig den tiefen Reitersitz, bei dem der Abstand der Füße zueinander vergrößert und die Beugung der Knie verstärkt wird.

Becken

Das Becken ist locker, die gesamte Wirbelsäule vollkommen aufgerichtet. Der Nacken ist gerade und lang. Sie stellen sich vor, dass an Ihrem Scheitelpunkt ein seidener Faden befestigt ist, der Sie senkrecht zum Himmel zieht. Ihre Hüften bleiben vollkommen locker. Ihre Wirbelsäule lässt sich gut mit einer Perlenschnur vergleichen. Die einzelnen Glieder der Kette sind beweglich und dennoch miteinander verbunden. Ihr ganzer Körper erstreckt sich jetzt in einer vollkommen geraden Linie: Kopf, Hüft-, Knie- und Fußgelenke sind im Lot zueinander. Sie spüren eine ganz leichte Rundung im Rücken, die das Starre aus der Bewegung herausnimmt. Anfangs besteht die Tendenz, sich zu weit nach hinten

In Ihrer Phantasie entspricht der goldene Faden, der Sie zum Himmel emporzieht, einem kostbaren feinen Faden aus Rohseide. Mit jeder Bewegung ziehen Sie ihn langsam aus dem Kokon der Seidenraupe heraus. Ein gewisser Druck muss in Ihren Fingern vorhanden sein, damit der Faden aus dem Kokon befreit wird. Um zu verhindern, dass der lange Faden reißt, müssen all Ihre Bewegungen weich, entspannt und fließend sein.

zu lehnen. Wenn Sie sichergehen wollen, dass Sie aufrecht stehen, dann nutzen Sie äußere Hilfsmittel. Lehnen Sie sich am besten mit dem Rücken an eine Wand, und prägen Sie sich die daraus entstandene kerzengerade Haltung ein. Sie können Ihre Position auch in einem Spiegel kontrollieren.

Durch das Weiten des Brustkorbs und eine aufrechte Kopfhaltung öffnen Sie sich nach außen: Bedingung für ein freies Ein- und Ausströmen von Lebensenergie.

Brustkorb

Ihr Brustbein wird kräftig nach oben gezogen, was eine Öffnung des Brustkorbs zur Folge hat. Unter den Achseln lassen Sie dabei etwas Platz, so als ob sich dort kleine Luftbälle befänden. Dadurch werden Ihre Schulterblätter automatisch auseinander gezogen. Die Schultern sinken und werden nach hinten zurückgenommen. Ihre Schultern und Ellenbogen hängen locker. Sie drehen Ihre Oberarme ein wenig, bis Ihre Handflächen zu den Oberschenkeln weisen.

Kopf

Der Kopf wird bei jeder Übung ganz gerade gehalten. Stellen Sie sich vor, dass Sie mit dem Kopf gegen einen imaginären Widerstand nach oben drücken. Die Spannung lassen Sie nach unten hin los. Ihr Kinn ist

Legen Sie zur Kontrolle der eigenen Körperhaltung die linke Hand auf den Bauch, und reiben Sie mit der rechten Hand mehrere Male Ihr Steißbein senkrecht auf und ab. Sie können genau spüren, ob Ihr Becken gerade aufgerichtet ist, wie es sein sollte, oder ob es zu sehr nach vorn oder hinten gekippt ist, was Sie vermeiden sollten.

leicht zurückgezogen, so dass sich die Halswirbelsäule leicht anspannt. Ihr Mund ist leicht geschlossen. Die Zahnreihen liegen aufeinander. Die Zunge ist am oberen Gaumen. Ihre Augen schauen immer ganz entspannt und ohne Ziel in Höhe des Horizonts in die Ferne. Wenn Sie mögen, können Sie die Augen auch schließen, um sich besser auf die innere geistige Kraft zu konzentrieren. Das ist besonders zu Anfang des Übens äußerst hilfreich.

Denken Sie so oft wie möglich an wunderschöne Landschaftsmotive, entweder aus Ihrer Erinnerung an den letzten Urlaub oder aus Ihrer blühenden Phantasie heraus. Dadurch verbinden Sie sich mit der Heilkraft und dem enormen Überschuss an Lebensenergie, der in der Natur vorhanden ist. Jeder Mensch kann sich mit dieser kostbaren reinen, frischen Kraft verbinden und heilen.

Im Sitzen

Für den Fall, dass Sie nicht in der Lage sind zu stehen, können Sie die Übungen zum großen Teil auch im Sitzen praktizieren.
Im Sitzen richten Sie Ihre Wirbelsäule ebenfalls vollkommen auf. Das gelingt am besten, wenn Sie auf einem Stuhl auf der vordersten Kante auf Ihren Sitzhöckern sitzen. Die Füße stehen parallel und schulterbreit, genauso wie im Stehen. Die Arme und Hände werden genauso bewegt, wie es im Übungsteil beschrieben ist.

Im Liegen

Wer mag, kann die Übungen auch im Liegen in Gedanken noch einmal nachvollziehen. Das bietet sich abends vor dem Einschlafen an oder auch als Entspannung zwischendurch. Medizinisch wurde nachgewiesen, dass dieses »stille Qi Gong« ebenfalls eine große Heilwirkung auf Körper, Geist und Seele ausübt. Diese Übungsform empfiehlt sich auch dann, wenn Sie erkrankt sind und Ihre Genesungszeit verkürzen möchten.
Sie haben Ihre Augen geschlossen und liegen ganz entspannt mit ausgestreckten Beinen auf dem Rücken. Ihre Arme liegen neben dem Körper mit den Handflächen nach unten.

Die Atmung

Sie atmen immer ganz ruhig, tief und gleichmäßig in den Bauch hinein und konzentrieren sich dabei auf Ihren unteren Speicherpunkt. Am besten atmen Sie durch die Nase ein und aus. Der Atem ist fein, ohne jede

Anstrengung lang-
sam stabil und un-
hörbar. Durch das
behutsame und ent-
spannte Üben ergibt
sich die tiefe Bauch-
atmung meistens
ganz von selbst. Am
Anfang ist es ziem-
lich schwierig, sich
sowohl auf die neu-
en Bewegungsabfol-
gen als auch auf die
Atmung zu konzen-
trieren. Deshalb ist
es zunächst besser,
den Atem natürlich
im Bauchraum flie-
ßen zu lassen. Mit
wachsender Erfah-
rung sollten Sie be-
strebt sein, den
Atem bewusst mit
der Bewegung zu

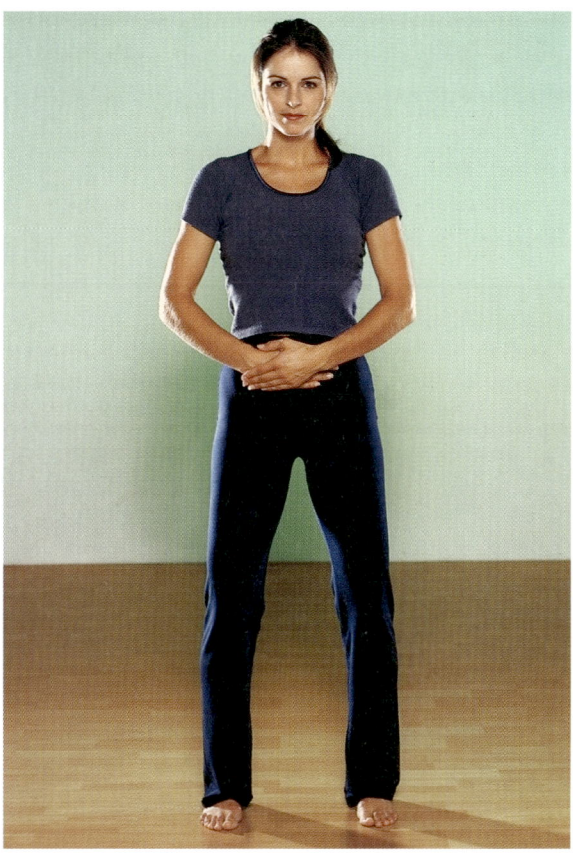

*Legen Sie Ihre Hände
auf die Bauchdecke.
Diese Haltung hilft
Ihnen bei der inneren
Sammlung, und Sie
fühlen deutlich, wie
der Atem natürlich
und gleichmäßig in
den Bauchraum fließt.*

**Lassen sie am An-
fang den Atem
außer Acht. Konzen-
trieren Sie sich statt-
dessen auf die Be-
wegung und das da-
zugehörige Bild in
der freien Natur.
Dadurch ist Ihr
Geist beschäftigt
und kann die Sorgen
und Nöte des tägli-
chen Lebens verges-
sen. Die Chinesen
nennen das »die
Kümmernisse und
Betrübnisse hinter
sich lassen«.**

koordinieren. Beim Aufrichten und bei sich öffnenden Bewegungen
atmen Sie ein. Beim Beugen der Knie und schließenden Bewegungen atmen Sie dann aus. Sie spüren, wie sich beim Einatmen Ihr Zwerchfell zu-
sammenzieht und nach unten senkt, damit frische Luft einströmen kann.
Dabei hebt sich die Bauchdecke leicht an. Beim Ausatmen entspannt und
hebt sich das Zwerchfell, während die Bauchdecke sich senkt und dabei
ausdehnt, um die verbrauchte Luft ausströmen zu lassen.
Da das Einatmen als aktiver Vorgang gesehen wird, betont es die Yang-
Energie in Ihnen. Das Ausatmen wird als passiv und lösend gesehen und
verstärkt deswegen Ihre Yin-Energie.

Nach dem Ausatmen machen Sie eine Atempause. Jetzt ist Ihr Lungengewebe vollkommen gelöst und entspannt. In dieser Ruhephase werden die Yin- und Yang-Energien ausgeglichen. Zum Abschluss empfehle ich Ihnen eine leichte Atemübung zur Entspannung.

Immer wenn Sie für ein paar Minuten abschalten möchten, zählen Sie beim Einatmen bis zehn. Beim Ausatmen zählen Sie bis 20. Zum Schluss zählen Sie bis fünf und halten Ihren Atem an. Mit dieser Atemübung lernen Sie, Ihre Gedanken ganz bewusst zu beeinflussen und von negativen Themen abzulenken.

Lassen Sie sich nicht entmutigen, wenn sich zu Beginn der Übungen Ihre Lebenskraft noch nicht so stark entwickelt hat und Sie den Energiefluss noch nicht genau erspüren können. Mit jedem Tag fühlen Sie, wie Ihre Lebensfreude wächst. Nach kurzer Zeit werden Sie ein leichtes Kribbeln und eine angenehme Wärme im Körper wahrnehmen können. Nach langem Üben zieht sich diese Heilwirkung bis in den Körper und in die inneren Organe hinein.

Der kleine himmlische Kreislauf

Diese Übung, die als Grundlage der inneren Alchemie gilt, können Sie im Sitzen, Stehen oder Liegen ausführen. Sie eignet sich als Einzelübung oder als Vorbereitung für die fünf Übungen des Tao, die Fünf-Elemente-Übungen. Sie verbessert die Arbeit der inneren Organe.

Mit Hilfe dieser Meditationsübung aus dem »stillen Qi Gong« können Sie den unsterblichen Atem trainieren und gezielt heilende Energien über die Kreisbahn der sekundären Leitbahnen strömen lassen. Sie hat viel Ähnlichkeit mit dem Za-Zen-Sitzen im Zen-Buddhismus und taucht in den Kampfkünsten, der chinesischen Medizin und den spirituellen Praktiken zur Erweiterung des Bewusstseins gleichermaßen auf.

Sie lenken den natürlichen Fluss des Yang-Qi an der Rückseite Ihres Körpers am Lenkergefäß entlang aufwärts und führen das Yin-Qi dann an der vorderen Mittellinie am Dienergefäß entlang nach unten. Ihre Zunge, die am oberen Gaumen liegt, schließt den Kreislauf dieser beiden Yang- und Yin-Leitbahnen. Durch das Trainieren dieses Kreislaufs verteilen Sie Ihr Qi gleichmäßig auf den ganzen Körper, insbesondere auf die inneren Organe. Sie entlasten die Bereiche, in denen das Qi gestaut ist, und führen dort Qi zu, wo es zu schwach ist. Normalerweise braucht der »himmlische Kreislauf« 30 Minuten für einen Umlauf. Mit dieser Übung können Sie die Geschwindigkeit deutlich steigern und dadurch Ihre Vitalität verbessern.

Jetzt beginnen Sie damit, langsam alle neun Stationen des »kleinen himmlischen Kreislaufs« zu durchlaufen, indem Sie sich zunächst mental darauf einstimmen.

Unterer Speicher

Zunächst konzentrieren Sie sich darauf, Ihr Qi im unteren Speicher zu sammeln, bis ein Gefühl der Aufladung entstanden ist. In Ihrer Phantasie stellt das Qi einen hellen, breiten Lichtstrom dar, der im Laufe der Zeit immer mehr unter die Haut geht. Lassen Sie das Qi in Ihrer Vorstellung mehrmals dort kreisen.

Dammpunkt

Lassen Sie nun Ihr Qi nach unten zum Dammpunkt, dem »Tor von Leben und Tod« sinken. Dieser Punkt liegt auf dem Damm zwischen den äußeren Geschlechtsorganen und dem After. Entspannen Sie diesen Energiepunkt, und reinigen Sie ihn mit Hilfe der geistigen Konzentration, der Atmung und des inneren Kreisens.

Steißbein

Vom Dammpunkt aus lassen Sie das feurige Yang-Qi an der Wirbelsäule entlang nach oben bis unter das Steißbein aufsteigen. Stellen Sie sich vor, dass Sie das Qi wie mit einem Strohhalm nach oben saugen. Dieser Punkt trägt den Namen »Wachstum und Stärke«.

Tor des Lebens

Spüren Sie, wie das Qi zum Lendenwirbelpunkt, dem »Tor des Lebens«, strömt, das genau gegenüber dem Bauchnabel liegt. Entspannen Sie diesen Punkt ebenfalls, und machen Sie ihn für den Qi-Fluss durchlässig.

Großer Hammer

Langsam lenken Sie den hellen Qi-Strom hoch bis zum siebten Halswirbel, dem »großen Hammer«. Hier kreuzen sich eine horizontale und eine vertikale Yang-Bahn. Deswegen kommt es hier häufig zu Qi-Blockaden. Lockern und öffnen Sie auch diesen Punkt in Ihrer Imagination.

Der untere Speicher ist Ihr größtes Sammelbecken der Kraft. Dort liegt immer Ihre gesamte Aufmerksamkeit während der Bewegungen. Die beiden anderen Sammelbecken für Ihre Lebensenergie sind das Herzzentrum und das »dritte Auge«. Diese Speicherpunkte werden erst dann bewusst eingesetzt, wenn Sie bereits viel Energie im unteren Speicher gesammelt haben.

Jadekissen

Jetzt spüren Sie, wie das Qi zur Mitte des unteren Hinterkopfes, zum »Jadekissen«, aufsteigt. Vom »Jadekissen« zum »Himmelstor« führt eine Linie, das so genannte eiserne Tor. Dieses Tor wird mit zunehmendem Alter immer undurchlässiger. Öffnen Sie es ganz bewusst, und lassen Sie das Qi ungehindert hindurchströmen.

Himmelstor

Bei anfänglichem Üben können eventuell bei zu starker Konzentration auf das »dritte Auge« Kopfschmerzen auftreten. Deswegen wird empfohlen, zunächst ausschließlich das untere Kraftzentrum zu öffnen.

Das Qi gelangt nun zum Scheitelpunkt, auch »Himmelstor« genannt. Hier nehmen Sie die frische, klare Yang-Energie des Himmels in sich auf. Sie lassen das Qi mehrere Male kreisen. An dieser Stelle beginnt ein Richtungswechsel und die Verwandlung von männlichem in weibliches Qi. Vom Scheitelpunkt abwärts stellen Sie sich vor, dass Sie das Qi beim Ausatmen nach unten stoßen.

Himmelsauge

Lassen Sie nun das Qi nach unten sinken, über die Stirn zum »dritten Auge« oder »Himmelsauge«, zu dem Punkt an der Nasenwurzel zwischen den Augenbrauen. Dieser Punkt wird häufig in Verbindung mit visionären und intuitiven Fähigkeiten gesehen. Lösen Sie alle Spannungen in diesem kleinen Energiespeicher auf, und lenken Sie das Qi hindurch. Seien Sie hier vorsichtig, und verweilen Sie nicht zu lange.

Wahre Mitte

Stellen Sie sich vor, wie Ihr Yin-Qi weiter nach unten bis zum Herzzentrum, der »wahren Mitte«, im Zentrum des Brustraums strömt. Dieser Punkt ist verantwortlich für die Funktionskreise von Herz, Lunge und Leber. Hier spüren Sie die Verbindung zur Welt in Liebe und Frieden. Öffnen Sie Ihr Herz, und verstärken Sie die Gefühle durch das innere Kreisen.

Unterer Speicher

Langsam kehrt das Qi wieder zum Ausgangspunkt, dem unteren Speicher, zurück. Sammeln und speichern Sie hier das frische, genährte Qi, indem Sie sich vorstellen, dass das Qi in einer kleinen goldenen Kugel, etwa von der Größe eines Tischtennisballs, aufgesaugt, konzentriert und aufbewahrt wird. Versuchen Sie, diese Kugel zu visualisieren und ihre Farbe genau zu betrachten, denn sie bildet Ihr stärkstes Energiereservoir. Schützen Sie sie gut, und schließen Sie sie in Ihrer Phantasie tief im Inneren des Unterbauchs ein.

Ihren unteren Speicher können Sie mit einem Bankkonto vergleichen. Wenn

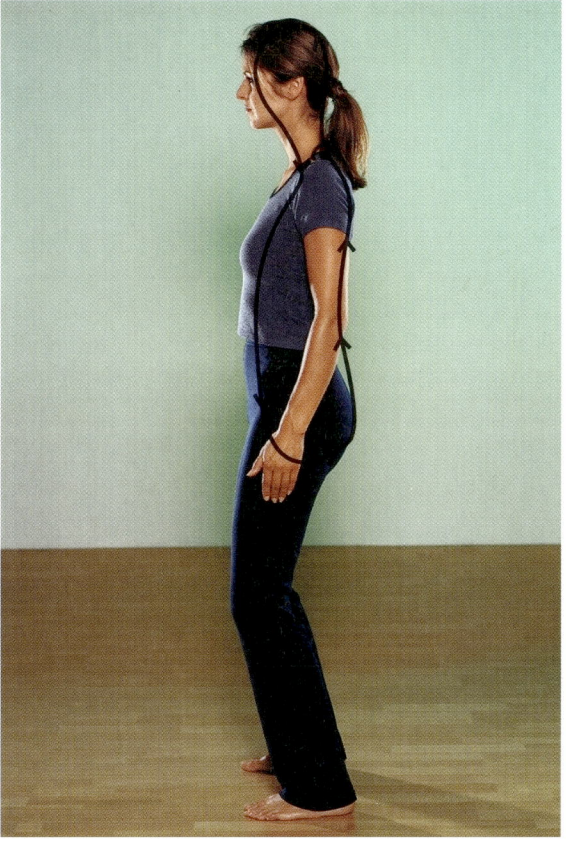

Der »himmlische Kreislauf« verteilt Ihr Qi gleichmäßig über den ganzen Körper – die ideale Vorbereitung für die fünf Übungen des Tao.

Achten Sie darauf, dass immer eine Art Mindestreserve in Ihrer Energiekugel gespeichert bleibt. Stellen Sie sich vor, Ihre Lebensenergie wäre wie ein Becken, das immer mit Wasser gefüllt bleiben muss. Wenn der Wasserspiegel gesunken ist, müssen Sie das Becken sogleich wieder auffüllen. Dadurch betreiben Sie eine sehr wirksame Psychohygiene und können so potenziellem Stress vorbeugen.

Sie genügend Geld eingezahlt haben, können Sie bei Bedarf Geld abheben. Die taoistischen Übungen helfen Ihnen, diesen Speicher immer wieder mit Qi zu füllen, damit Schwächen in den Funktionskreisen der Organe ausbalanciert werden. Außerdem lösen Sie Blockaden und Schmerzen und reinigen verengte oder verstopfte Nervenbahnen. Stellen Sie sich die Leitbahnen als Kanäle vor, die Sie zunächst einmal von Verunreinigungen befreien müssen. Wenn das geschehen ist, kann die Energie schnell und problemlos an den Leitbahnen entlangkreisen. Wer mit dem Energiefluss an bestimmten Punkten Probleme hat, kann diese Stellen massieren oder leicht klopfen, um sie zu stimulieren.

Die Selbstmassage

Diese Form der Massage gilt als hervorragende Vorbereitung für die Übungen des Tao, weil sie die Meridiane öffnet und das Qi besser fließen lässt. Sie kann natürlich auch jederzeit zur Vitalisierung und Anregung des Kreislaufs benutzt werden.

Zunächst reiben Sie Ihre Handflächen, insbesondere Ihre Lao-Gong-Punkte, kräftig aneinander, um die dort vorhandenen Heilkräfte zu stimulieren. Wenn Sie mögen, reiben Sie auch zwischen den einzelnen Übungsteilen immer wieder die Handflächen aneinander. Beginnen Sie die Massage immer oben mit dem Reiben des Gesichtes, und beenden Sie sie mit dem Abklopfen der Beine.

Gesicht

Reiben Sie mit den Handflächen Ihr Gesicht kreisförmig von innen nach außen, so als ob Sie es waschen. Im Gesicht liegen die Anfangs- und Endpunkte wichtiger Meridiane.

Kopfhaut

Diese Sebstmassage vermittelt sofort ein wunderbares Wohlbefinden. Sie kostet wenig Zeit und Kraft und hält lange vor.

Kämmen Sie mit Ihren Fingerkuppen die Kopfhaut zunächst vom Haaransatz bis zum Nacken, danach von den Schläfen bis zum Nacken.

Ohren

Massieren Sie Ihre Ohren, indem Sie sie zwischen Daumen und Zeigefinger nehmen und von oben nach unten ausstreichen. Das Ohr ist ein Abbild des menschlichen Körpers. Die Ohrläppchen symbolisieren den Kopf, die Ohrränder die Wirbelsäule und die Ohrmuscheln den Körper mit seinen Organen.

Großer Hammer

Massieren Sie Ihren siebten Halswirbel und seine Umgebung, indem Sie zuerst mit der linken, dann mit der rechten Handfläche kleine kreisförmige Bewegungen beschreiben. Dabei nehmen Sie den Ellenbogen so weit wie möglich nach hinten und dehnen dabei Ihr Schultergelenk.

Arme

Beginnen Sie nun mit dem Abklopfen oder Massieren der Meridiane. Klopfen Sie mit den Handflächen, nicht mit den Fingern, damit sich die heilende Energie der Lao-Gong-Punkte gleichmäßig auf Ihren Körper verteilt. Sie starten an der Innenseite des linken Oberarmes und klopfen gleichmäßig an der Innenseite dieses Armes über die Armbeuge bis zu den Fingerspitzen. Damit optimieren Sie den Fluss der Yin-Meridiane. Nun drehen Sie den Arm und klopfen vom Handrücken aus an der Außenseite des Armes über den Ellenbogen aufwärts bis zur Schulter, was die Energie der Yang-Meridiane stimuliert. Wiederholen Sie die Übung mit dem rechten Arm.

Thymusdrüse

Reiben Sie die Thymusdrüse unter dem oberen Brustbein, indem Sie sie mit den Lao-Gong-Punkten in kleinen Kreisen massieren. Das stärkt die Abwehrkräfte.

Magen

Klopfen Sie mit beiden Handflächen den Magenmeridian vom Brustkorb bis zu den Leisten. Diese Leitbahn verläuft genau über den Brustwarzen.

Nieren

Formen Sie nun Kreise zwischen Daumen und Zeigefinger, und legen Sie die Finger in Höhe der Lendenwirbelsäule auf die Nieren. Reiben Sie ungefähr zwölfmal kräftig die Nierenpunkte auf dem Rücken auf und ab. Das stärkt den Funktionskreis der Nieren und kräftigt das Urogenitalsystem.

Beine

Zum Abschluss klopfen Sie die Yang-Meridiane an der Außenseite der Oberschenkel bis zu den Knöcheln hin nach unten ab. Klopfen Sie um die Füße herum, und beklopfen Sie nun von den Knöcheln aus die Innenseite der Beine bis hin zu den Genitalien, um dort die Yin-Meridiane zu öffnen.

Eine Kursteilnehmerin berichtet: »Nach intensiver stundenlanger Kopfarbeit fühle ich mich durch diese Selbstmassage wie frisch verbunden mit dem Rest meines Körpers. Ein beruhigendes Gefühl.«

Die fünf Elemente des Tao

»Die fünf Farben blenden das Auge.
Die fünf Töne betäuben das Ohr.
Die fünf Gewürze stumpfen den Geschmack ab.
Rennen und Jagen machen den Geist ver-rückt.
Kostbare Dinge führen in die Irre.
Daher lässt sich der Weise von dem leiten, was er spürt,
und nicht von dem, was er sieht.
Jenes lässt er los, dieses erwählt er.«

Laotse, »Tao te King«, 12

Das Ziel im Umgang mit den fünf Elementen ist eine Ausgewogenheit zwischen den fünf unterschiedlichen Kräften. Oft besitzen wir einen Überschuss von einem Element und einen Mangel an einem anderen, z. B. zu viel Feuer und zu wenig Wasser. Sie können das ausgleichen, indem Sie sich bewusst sind und versuchen, gegenzusteuern durch Ihre Alltagsaktivitäten und die Übungen des Tao.

Die Theorie von den fünf Elementen bildet gemeinsam mit der Lehre von Yin und Yang die Basis der taoistischen Philosophie und der traditionellen chinesischen Medizin. In diesem Lehrgebäude wird der Versuch unternommen, alle Aspekte des Kosmos in ein fünfteiliges System einzuordnen, das durch die fünf chinesischen Elemente Holz, Feuer, Erde, Metall und Wasser verkörpert wird, die untereinander in vielfältigen Wechselbeziehungen stehen. Denken wir nur an die Jahreszeiten und den ewigen Kreislauf. Diese auch als Theorie der fünf Wandlungsphasen bezeichnete Lehre wurde etwa im 4. Jahrhundert v. Chr. entwickelt, nachdem die Yin-Yang-Theorie bereits etabliert war. Zunächst wurde sie nur bei wissenschaftlichen und politischen Fragen angewandt, später wurden auch medizinische Themen, die sich mit Sinnesorganen, inneren Organen, Gewebearten und Gefühlen befassen, in die Betrachtungsweise der fünf Elemente einbezogen.

Innerhalb der Medizin stellt sie deshalb bis heute einen wichtigen Leitfaden für Diagnostik und Behandlung dar. Vor diesem Hintergrund ist sie sehr interessant für die Zusammenstellung der hier dargebotenen Übungen, die sich gerade in der Praxis hervorragend bewährt haben. Wer einmal das faszinierende und klare Prinzip dieser fünf Elemente Holz, Feuer, Erde, Metall und Wasser verstanden hat, wird diese einfachen Grundgesetze überall anwenden können.

Beantworten Sie zunächst die folgenden Fragen rein nach Ihrem Gefühl, und schauen Sie danach auf die Tabellen auf den Seiten 58 und 59. Je besser Sie Ihre eigenen Stärken und Schwächen einschätzen können, desto effektiver werden Sie auch Ihre Gesundheitsvorsorge betreiben können. Denn der kleine Mikrokosmos des Menschen unterliegt den gleichen Gesetzen wie der unendlich große Makrokosmos der Natur: »Wie innen, so außen.« Eine spezielle Übersicht über die Eigenschaften der verschiedenen Elementetypen finden Sie in den Innenklappen dieses Buches. Hier aber nun die Fragen:

- Sind Sie eher ein Holz-, Feuer-, Erde-, Metall- oder Wassertyp?
- Oder sind Sie ein Mischtyp?
- Was ist Ihre Lieblingsjahreszeit?
- Was ist Ihre Lieblingsfarbe?
- Welchen Geschmack bevorzugen Sie?
- Zu welcher Tageszeit sind Sie besonders fit?
- Welche Gefühle sind besonders typisch für Sie?
- Welches Organ ist schwach bzw. stark?
- Welches Klima liegt Ihnen am meisten?

Wer gelernt hat, seine eigene Mitte zu stärken, ruht mehr in sich und kann den Belastungen des täglichen Lebens etwas Positives entgegensetzen.

Die fünf Elemente sind in vielen Phänomenen der Welt wieder zu finden. Betrachten Sie zunächst einmal die uns umgebende Natur. Das Leben hier ist sehr stark abhängig von den Zyklen der vier Jahreszeiten, die die Chinesen um eine ergänzen: Frühling, Sommer, Herbst, Winter und zusätzlich der Spätsommer.

Diese fünf Jahreszeiten symbolisieren jene fünf Phasen, die jedes menschliche Wesen im Laufe seines Lebens durchläuft: Geburt, Reifung, Umwandlung (Erwachsener), Rückbildung (Alter) und Stillstand (Tod). Entsprechend sind die Tageszeiten und Himmelsrichtungen mit den Elementen verbunden.

Die fünf Elemente und die Jahreszeiten

Der Frühling steht im Zeichen des Elementes Holz. Das bedeutet Wandlung, Neubeginn und das Wachsen und Erwachen in der Natur. Auch der Mensch spürt, wie sich die kalte Yin-Energie des Winters in die windige, frische Yang-Energie des Frühlings verwandelt. Gesunde Prägungen des Elementes Holz manifestieren sich beim Menschen als Freude an der eigenen Entwicklung, Kreativität und Geduld.

Der Sommer mit seiner Hitze symbolisiert das Element Feuer, die Lebenskraft, das Geben und das Reifen in der Natur. Zu dieser Zeit prägt sich das Yang beim Menschen besonders stark aus. Im Wesen des Menschen steht das Feuerelement für die Wärme der Menschen miteinander, für Mitgefühl, Kommunikation und Liebe.

Der Spätsommer ist verbunden mit dem Element Erde, mit Feuchtigkeit, dem Ursprung und Heimkommen. Er steht für die Umwandlung in der Natur. Dieses Element bildet die Mitte. Von diesem Zentrum aus wird beobachtet, ob sich die anderen vier Elemente in einem Kreis harmonisch um diese Mitte herum anordnen. Im Spätsommer sind die Yin- und Yang-Kräfte des Menschen im Ausgleich. Ein Erdmensch ruht in seiner Mitte, ist ausgeglichen und gelassen und gibt anderen Menschen viel Kraft durch seine Ruhe und Zentrierung.

Im Herbst, wenn alles Leben im Zeichen des Metalls steht, dominieren die Stagnation, die Trockenheit und die Konzentration. Die Natur zieht sich langsam in sich selbst zurück und beginnt zu verfallen. Beim Menschen verwandelt sich ebenfalls die Yang- in Yin-Energie. Positive Eigenschaften des Elementes Metall beim Menschen sind Selbstdisziplin, Hartnäckigkeit, Zuverlässigkeit und Abgrenzung.

Im Winter endet dieser Zyklus mit dem Element Wasser, der zunehmenden Kälte, dem Empfangen und Bewahren. Die Natur befindet sich im Stillstand, aber auch im Winterschlaf. Sie speichert die Energien für das Erwachen des Lebens im Frühling. Auch der Mensch spürt das Überwiegen von Yin-Energien und speichert seine Kräfte. Die eher wasserbetonten Menschen zeichnen sich aus durch Sanftmut, Weichheit, Mut, Ruhe und durch eine tiefe Kraft, die im Verborgenen wächst.

Die Energie von Holz ist zu vergleichen mit einem Baum, der nach unten tiefe Wurzeln schlägt, einen breiten Stamm, der nach oben ragt, und eine Krone mit Ästen und frischen Blättern und Früchten hat, die nach allen Seiten wachsen. Holz gleicht die inneren Organe aus und sorgt für eine harmonische Beziehung zwischen dem Menschen und seiner Umwelt. Holz steht in Verbindung mit dem zunehmenden Mond, weil es wächst und sich ausdehnt.

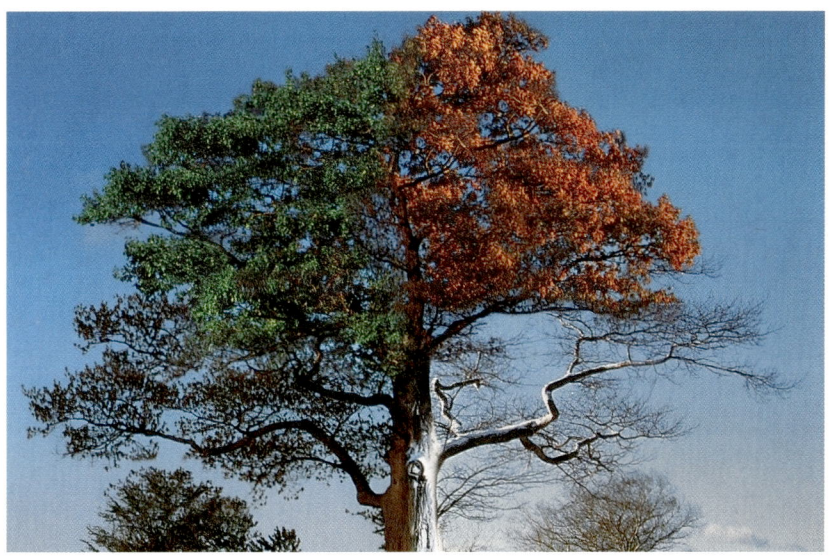

Die fünf Elemente und ihre weiteren Entsprechungen

Diese Lehre der fünf Elemente lässt sich auf die Sinnesorgane, die Geschmacksempfindungen, die Farblehre und die Lehre von den inneren Organen ausweiten.

Im Frühling, wenn alles blüht, dominieren die Augen, der saure Geschmack und die Farbe Grün. Die Natur erwacht aus ihrem Winterschlaf. Der Frühling wird von der Leber und der Gallenblase dominiert.

Im Sommer, wenn alles heranreift, sind die Kräfte der Natur sehr üppig. Die Kraft der Sonne erlaubt sowohl der Natur als auch dem Menschen, dass alles reift und vollendet wird. Zu dieser Zeit der Blüte gehören die Zunge und der bittere Geschmack. Die Farbe Rot sowie das Herz und der Dünndarm stehen im Vordergrund.

Im Spätsommer kommt die Natur zur Ruhe. Die Früchte werden geerntet. Auch der Mensch kann in dieser Jahreszeit seine Ruhe finden. Diese Phase wird mit dem Mund, dem süßen Geschmack und der Farbe Gelb assoziiert. Zum Spätsommer gehören die Milz und der Magen.

Als typisch für den Herbst werden die Nase, der scharfe Geschmack und die Farbe Weiß angesehen. Der Herbst ist für den Menschen eine ideale

Der Mensch braucht ähnliche Bedingungen wie die Natur, um seine Kräfte in einer bestimmten Jahreszeit optimal entfalten zu können. Prüfen Sie deshalb am Morgen eines jeden Tages die Witterung genau, und denken Sie darüber nach, was Ihnen die Natur für Zeichen gibt. Wenn Sie diese Zeichen richtig verstehen, wird Ihr Tag im Einklang mit dem Tao ablaufen.

Zeit, achtsam zurückzublicken und Bilanz zu ziehen. Er wird mit der Lunge verbunden.

Im Winter sind die Ohren von besonderer Bedeutung. Der salzige Geschmack und die Farbe Schwarz sind ebenfalls typisch für das Element Wasser. Im Winter kommt die gesamte Natur zur Ruhe. Der Mensch hat zu dieser kalten Jahreszeit weniger Yang-Energien zur Verfügung als z. B. in Frühling und Sommer. Die Nieren sind häufig geschwächt. Deswegen ist es wichtig, dass wir in dieser Zeit vorsichtig mit unserer Lebenskraft umgehen und sie speichern, statt Raubbau an ihr zu betreiben. Der Winter ist die Jahreszeit der Nieren.

Außerdem lassen sich anhand der fünf Elemente Rückschlüsse auf die Gemütsbewegungen ziehen. Dabei werden Emotionen als Gefühle betrachtet, die vor langer Zeit unterdrückt wurden und ins Unterbewusste verdrängt worden sind. Belastende äußere Ereignisse können diese Emotionen ungewollt wieder an die Oberfläche drücken. In dieser Wiederbelebung liegt aber auch eine große Chance, denn dadurch erhält der Mensch die Gelegenheit, diese schwierigen Gefühle zu integrieren. Er erkennt, dass er nicht mehr das hilflose kleine Kind ist, das sich nicht wehren kann, und nutzt seine Handlungsfähigkeit als Erwachsener. So lernt er, sich selbst zu heilen.

Zur Heilung der Emotionen sowie zur Reinigung und Harmonisierung der schwachen Organe gibt es jeweils den passenden Ausdruck durch die

Wenn es Ihnen gelingt, die alten Kindheitsprobleme mehr und mehr aufzulösen, sind Sie ein Erwachsener, der problemlos und angstfrei wieder spielerisch wie ein Kind sein kann.

Element	Jahreszeit	Tageszeit	Himmels- richtung	Organ	Farbe
Holz	Frühling	Morgen	Osten	Leber	Grün
Feuer	Sommer	Mittag	Süden	Herz	Rot
Erde	Spätsommer	Nachmittag	Mitte	Milz	Gelb
Metall	Herbst	Abend	Westen	Lunge	Weiß
Wasser	Winter	Nacht	Norden	Nieren	Schwarz

Element	Emotion	Gefühlsausdruck	Heilender Laut
Holz	Wut	Schreien	Schüüüüü
Feuer	Freude	Lachen	Haaaaa
Erde	Sorge	Singen	Huuuuu
Metall	Trauer	Weinen	Shiiiii
Wasser	Angst	Seufzen	Shuiiiii

Stimme und den heilenden Laut. Wenn Sie mögen, sprechen Sie den heilenden Laut nach der jeweiligen Elementeübung des Tao. Sie bringen den Laut ganz langsam zum Ausdruck und lassen dabei Ihren Atem ausströmen. Es tut auch schon gut, wenn Sie den Laut nur in Gedanken aussprechen. Am besten legen Sie zusätzlich Ihre Hände auf das betreffende Organ, wenn Sie den heilenden Laut hervorbringen.

Bedanken Sie sich jedes Mal, wenn Sie den heilenden Laut aussprechen, bei dem entsprechenden Organ, und senden Sie lächelnde, liebevolle Energie in das Organ hinein. Das wird in jedem Fall zur Gesundung und Stärkung der inneren Organe beitragen. Wesentlich für die erfolgreiche Heilung ist nicht so sehr die perfekte Aussprache des heilenden Lautes, als vielmehr Ihre positive innere Einstellung.

Vor einem Übermaß oder einem Mangel an Emotion wird im Taoismus gewarnt, da beides die innere Harmonie aus dem Gleichgewicht bringt. Im »Nei Jing« werden diese möglichen Störungen so beschrieben:

»Exzessive Freude ist mit Verlangsamung und Zerstreuung des Qi verbunden. Übermäßiger Ärger lässt das Qi aufsteigen. Zu viel Traurigkeit und Kummer schwächen das Qi. Übermäßige Schwermut erzeugt ›Knotigkeit‹ und ›Steckenbleiben‹. Angst lässt das Qi nach unten sinken. Furcht lässt es chaotisch werden.«

Zur Heilung dieser Emotionen empfiehlt der Taoismus eine gute Lebensführung in Harmonie mit dem Universum. Alle Aktivitäten sollten

Worte und Laute sind wirklichkeitsmächtig. Bereits der in Gedanken ausgesprochene heilende Laut kann eine Genesung einleiten.

in harmonischem Einklang mit den Jahreszeiten sowie der eigenen Beschaffenheit und Lebensphase stehen. So sind die Yang-dominierten Zeiten Frühling und Sommer sowie Morgen und Jugend aktive Phasen. Dagegen sind die Yin-betonten Zeiten Herbst und Winter sowie Abend und Alter ruhige Perioden im Leben eines Menschen. Wer sich danach richtet, betreibt eine erfolgreiche Gesundheitsvorsorge und braucht keine Medizin. Im »Nei Jing« heißt es:

»Medizin nach dem Beginn einer Krankheit anzuwenden ..., das ist, als grabe man einen Brunnen erst, nachdem man durstig geworden ist, oder schmiede Waffen erst, wenn die Schlacht bereits begonnen hat.«

Schauen Sie sich morgens wohlwollend im Spiegel an, und fragen Sie sich: »Was kann ich heute tun, um mich glücklich zu machen?«

Menschen sind ähnlich vielfältig wie die Elemente. Manch einer ist fröhlich, warmherzig und nach außen gewandt. Bei ihm spüren Sie in erster Linie die Wärme und das Feuer des Sommers. Der andere ist still, ruhig und in sich gekehrt. Bei ihm treten die Stille und das Kühle des Winters und des Wassers in den Vordergrund. Es gibt natürlich auch viele Menschen, die ausgeglichen sind und alle Aspekte der Elemente harmonisch in sich vereinigen.

Der nebenstehende Satz verweist darauf, dass im alten China die Vorbeugung gegen Krankheit Vorrang vor der Therapie hatte. Deswegen erzielten chinesische Ärzte nur so lange Honorar, wie der Mensch gesund blieb.

Trotzdem gibt es Phasen im Leben eines jeden Menschen, in denen die Funktionskreise dieser Elemente gestört sind. Das kann entweder von innen durch Krankheiten oder von außen durch massiven Stress ausgelöst worden sein: Der Tod eines geliebten Menschen, starke berufliche oder private Belastung oder der Verlust des Arbeitsplatzes bewirken häufig ein derartiges Ungleichgewicht der Kräfte. In solch schwierigen Momenten wird das eigene Kraftfeld geschwächt, und eine von außen kommende Unterstützung der inneren Kraftquelle wird notwendig.

Deshalb ist es wichtig, dass Sie immer wieder Ihre innere Stimme fragen, was Sie gerade am meisten brauchen, um glücklich zu sein. Ebenso wichtig ist es natürlich, dass Sie sich diese Bedürfnisse erfüllen, sofern es möglich ist, ohne jemanden zu verletzen. Letztlich bedeutet dies ein freundliches, bewusstes, liebevolles Umgehen mit sich selbst und anderen.

Die Fünf-Elemente-Übungen des Tao sind zu verstehen als Hilfe zur Selbsthilfe. Sie sind wie ein Schlüssel, mit dem Sie Disharmonien in

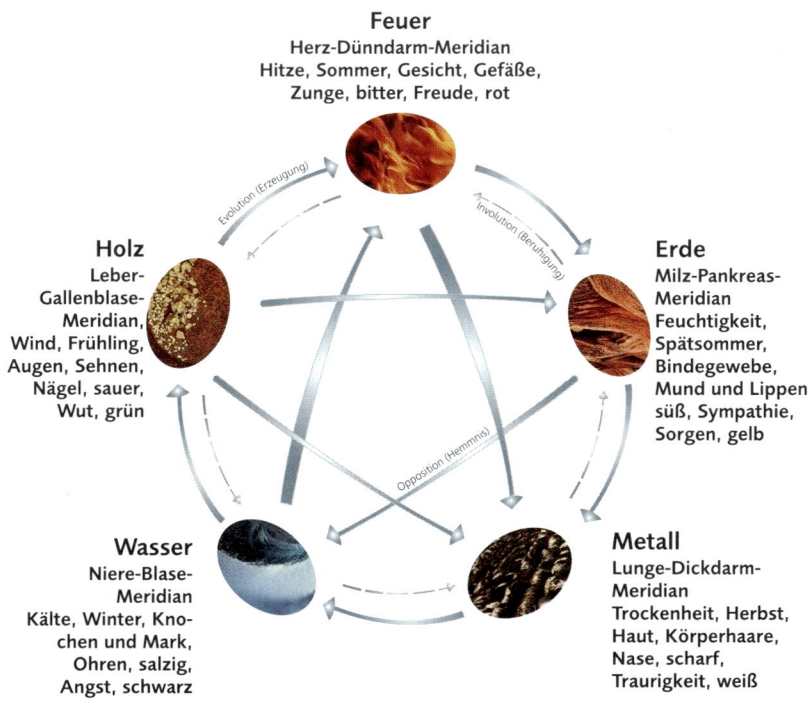

Feuer
Herz-Dünndarm-Meridian
Hitze, Sommer, Gesicht, Gefäße,
Zunge, bitter, Freude, rot

Holz
Leber-
Gallenblase-
Meridian,
Wind, Frühling,
Augen, Sehnen,
Nägel, sauer,
Wut, grün

Erde
Milz-Pankreas-
Meridian
Feuchtigkeit,
Spätsommer,
Bindegewebe,
Mund und Lippen,
süß, Sympathie,
Sorgen, gelb

Wasser
Niere-Blase-
Meridian
Kälte, Winter, Kno-
chen und Mark,
Ohren, salzig,
Angst, schwarz

Metall
Lunge-Dickdarm-
Meridian
Trockenheit, Herbst,
Haut, Körperhaare,
Nase, scharf,
Traurigkeit, weiß

Evolution (Erzeugung)

Involution (Beruhigung)

Opposition (Hemmns)

Alle fünf Elemente stehen direkt oder indirekt miteinander in Verbindung. Entscheidend ist, den richtigen Ausgleich zwischen ihnen zu finden.

bestimmten Lebensbereichen ausgleichen können. Jede dieser Übungen hilft Ihnen dabei, die Kraft eines dieser Elemente in sich zu spüren, zu vertiefen und zu nähren. Wenn Sie diese Bewegungen regelmäßig ausführen, kommen Sie mehr und mehr in Kontakt mit Ihren inneren Urkräften. Sie erreichen auf diese Weise zunehmend eine innere Zentrierung und Ausgeglichenheit im Alltag, ja, letztlich den tiefsten Punkt in Ihrem inneren Selbst. Durch Ihre positive Imagination und das beständige Üben, sei es aktiv oder im Geiste, heilen Sie Ihre inneren Organe. Die uralten grundlegenden Kräfte von Himmel und Erde offenbaren sich Ihnen in einer ganz neuen Form. Ein frischer Lebensmut wird Sie erfüllen, weil Sie jederzeit bewusst spüren, wie Ihr Körper getragen und genährt wird von Mutter Erde. Gleichzeitig wird Ihr Bewusstsein vom Firmament des Himmels angeregt und inspiriert.

Chao-chou fragte: »Was ist das Tao?« Der Meister (Nanch'üan) erwiderte: »Dein gewöhnliches Bewusstsein ist das Tao.« »Wie kann man sich in Einklang damit bringen?« »Wenn du den Einklang beabsichtigst, weichst du schon davon ab.« »Aber wie kann man ohne Absicht wissen, was Tao ist?«

Der schöpferische Kreislauf

Unsere Organe befinden sich ständig in einem schöpferischen Kreislauf und bilden eine geschlossene energetische Kette. Bei vielen Menschen befinden sich aber Glieder dieser Kette im Ungleichgewicht. Durch ein schwaches Organ wird dieser Kreislauf gestört. Bei einem überstarken Organ hingegen wird das betreffende Glied zu dick, was negative Konsequenzen für die anderen Glieder der Kette haben kann. Es ist deshalb wichtig, dass ein schwaches Element aufgebaut und einem dominanten Element Energie entzogen wird. Erst dann kommt der schöpferische Kreislauf aller fünf Elemente wieder ins Gleichgewicht. Das Holz ernährt das Feuer. Das Feuer ernährt durch seine Asche die Erde. Aus der Erde kommt das Metall. In Wasser gelöst, gibt es lebendiges Wasser, d.h. Mineralstoffe. Das lebendige Wasser ernährt das Holz.

»Das Tao«, sprach der Meister, »gehört weder dem Wissen noch dem Nicht-Wissen an. Wissen ist Missverstehen; Nicht-Wissen ist blinde Unwissenheit. Wenn du das Tao wirklich ohne jeden Zweifel verstehst, dann ist es wie der offene Himmel. Warum bringst du Recht und Unrecht hinein?«

Im Inneren des Menschen wirkt das gleiche Prinzip wie in der äußeren Natur: Die Leber leitet ihre Energie an das Herz weiter. Das Herz steht in direkter Verbindung mit der Milz. Die Milz wiederum transportiert das Qi weiter zur Lunge. Die Lunge verarbeitet es und gibt es weiter an die Nieren. Die Nieren übermitteln es wieder an die Leber, womit der Erzeugungskreislauf geschlossen ist. Eine Krankheit oder ein Energiemangel wird in der chinesischen Medizin durch die Energie des Elements, zu dem das Organ gehört, geheilt.

Im Kontrollzyklus kontrolliert das Holz die Erde, die Erde bändigt das Wasser, das Wasser kontrolliert das Feuer, das Feuer bändigt Metall, und das Metall wiederum kontrolliert das Holz. Im Zusammenspiel des schöpferischen Kreislaufs mit dem Kontrollzyklus ist jedes Element mit jedem anderen verbunden.

Verschiedene Einflüsse können den Kreislauf, das Gleichgewicht stören und somit zu Krankheiten führen. Gefahren drohen vor allem aus zwei Bereichen: auf der einen Seite aus der Einwirkung von Witterungsverhältnissen auf den Organismus, also Umweltfaktoren, und auf der anderen Seite aus der Beeinflussung durch emotionale Störungen, also so genannte psychosomatische Auslöser.

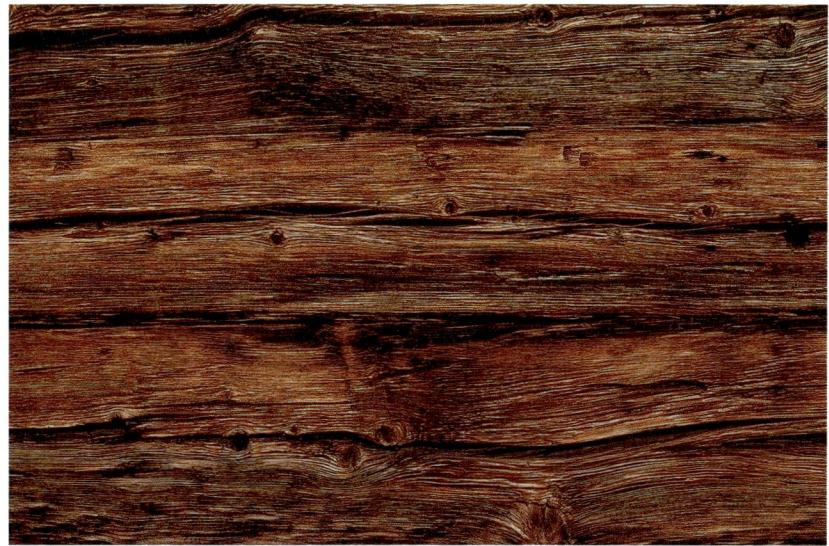

Holz steckt voll geballter innerer Kraft und Wärme. Seine Energien fördern im Menschen Kreativität und Geduld und führen ihn zu Vollendung und Reife.

Das Element Holz

Übung: Stehen wie ein Baum

Körperhaltung

Während dieser Übung strecken Sie Ihren Körper abwechselnd nach oben und sinken wieder locker nach unten zurück. In Gedanken geben Sie mit dieser Pumpbewegung verbrauchtes Qi durch die Fußsohlen an die Erde ab und nehmen gleichzeitig durch den Scheitelpunkt (Kopf) frisches, klares Qi vom Himmel neu auf. Stellen Sie sich vor, Sie sind ein wunderschöner Baum und spüren die Lebendigkeit und Kreativität des Baumes in sich. Ihre Beine sind der Stamm, und unter Ihren Fußsohlen wachsen metertiefe Wurzeln in die Erde hinein. Ihr Oberkörper bildet die Krone, und Ihre Arme stellen die Zweige des Baumes dar. Nehmen Sie nun Kontakt auf zu Ihrer Leber, und senden Sie Ihr »inneres Lächeln« tief in die Leber hinein.

Sie stehen in der normalen, schulterbreiten Ausgangsposition, die Knie leicht gebeugt. Sie atmen aus und richten sich dabei vollkommen auf.

»Der ist wie ein Baum, am Wasser gepflanzt, der seine Wurzeln zum Bach hin streckt. Denn obgleich die Hitze kommt, fürchtet er sich doch nicht, sondern seine Blätter bleiben grün; und er sorgt sich nicht, wenn ein dürres Jahr kommt, sondern bringt ohne Aufhören Früchte hervor.«
Jeremia 17,8

Gleichzeitig führen Sie Ihre Arme langsam schulterbreit nach oben. Sie spreizen nun die Finger mit den Daumen nach hinten. Arbeiten Sie mit Ihrer Vorstellungskraft, und überwinden Sie die äußeren Begrenzungen. Über Ihnen tut sich jetzt ein klarer, blauer Himmel auf.

Ballen Sie Ihre Hände zu lockeren Fäusten, und ziehen Sie die Arme bis zu den Schultergelenken nach unten. Dabei atmen Sie ein. Strecken Sie die Arme noch einmal nach oben, dieses Mal mit geballten Fäusten. Richten Sie Ihr Gesicht nach oben. Ziehen Sie nun Ihre Arme wieder bis zu den Schultergelenken nach unten. Winkeln Sie die Handgelenke an, so dass die Fäuste nach innen zeigen, bis Sie ein Ziehen in den Handgelenken verspüren. Drehen Sie dann langsam die Handgelenke kreisförmig von innen nach außen, bis Ihre Arme waagerecht zu beiden Seiten wie Äste aus einem Stamm herauswachsen.

> Beim Drehen um die eigene Achse stellen Sie sich die vier Himmelsrichtungen vor und spüren ganz bewusst den Unterschied von Norden, Osten, Süden und Westen. Im alten China wurde der Thron des Kaisers immer nach Süden hin errichtet.

Während Sie Ihre Arme ausstrecken, denken Sie daran, dass Sie frische Lebenskraft in sich aufnehmen. Atmen Sie dabei aus. Öffnen Sie Ihre Fäuste mit Kraft, so dass Ihre Finger plötzlich aus der Faust herausspringen. In Ihren Gedanken wachsen an den Ästen viele wunderschöne grüne Blätter, die Ihre eigene Vitalität und Kreativität versinnbildlichen. Führen Sie Ihre Arme nun auf Schulterhöhe mit lockeren Ellenbogen zusammen, und halten Sie in Gedanken einen großen Qi-Ball.

Drehen Sie sich jetzt langsam einmal um Ihre eigene Achse, indem Sie zur rechten Seite hin sechs kleine Schritte im Kreis machen. Sie setzen Ihre Füße mit den Fersen zuerst auf. Schauen Sie mit wachen Augen und offenem Herzen, und nehmen Sie bewusst wahr, wie sich Ihre eigene Energie in alle vier Himmelsrichtungen entfaltet. Wenn Sie wieder in Ihre Ausgangsposition zurückgekehrt sind, lassen Sie die Arme langsam mit den Handflächen nach unten sinken. Zum Abschluss der Übung legen Sie beide Hände auf das Dan Tien und gehen ganz nach innen.

Wenn Sie nach der Übung die Wirkung des persönlichen Wachstums noch verstärken möchten, legen Sie beide Hände auf die Leber und sprechen beim Ausatmen den heilenden Laut für die Leber: »Schüüüüü.« Dabei stellen Sie sich ein frisches Grün vor. Gehen Sie mit Ihrer Aufmerksamkeit in die Leber hinein, und denken Sie daran, dass Sie dadurch Ihre Leber entgiften, reinigen und harmonisieren.

Die Ziele

Erdung

Die Vorstellung, dass unter Ihren Füßen metertiefe Wurzeln in die Erde hineinragen, bewirkt eine ausgezeichnete Erdung. Ihr Körper bildet eine stolze, fest stehende Pyramide. Dadurch, dass Sie die Knie beugen und die Arme waagerecht ausstrecken, erhalten Sie das Gefühl von äußerer und innerer Stabilität und Sicherheit. Bei dieser Übung kommen Sie mühelos in Kontakt mit Ihrer inneren Mitte und der dort vorhandenen geballten Lebensenergie. Durch die Verbindung von Yin (Erde) mit Yang (Himmel) betonen Sie Ihren eigenen Mittelpunkt und Ihre Standfestigkeit noch zusätzlich. Wer sich geerdet fühlt, besitzt die innere Gelassenheit, sich bewusst mit schwierigen Konfliktsituationen auseinander zu setzen. Durch die Betonung von Verständnis und Toleranz, gemischt mit Selbstbewusstsein und Selbstbehauptung, wird es Ihnen gelingen, auch die schwierigsten Probleme souverän zu lösen.

Geduld

Ein Mensch mit einem gesunden Holzelement zeichnet sich häufig durch große Geduld aus. Er ruht in sich, zeigt seinen Mitmenschen gegenüber Einfühlungsvermögen und Mitgefühl. Er schöpft voll aus seiner inneren Kraftquelle, dem Dan Tien, das ihn mit seiner Kreativität und Intuition verbindet. Er drückt die schöpferischen Elemente in sich selbst aus und ist unternehmungslustig und optimistisch.

Wenn das Holzelement schwach ist, leidet der Betroffene häufig unter übermäßiger Yang-Energie im Oberkörper. Das zeigt sich darin, dass dieser Mensch häufig launisch, ungeduldig und unbeherrscht ist und kostbare Energien durch Jähzorn und unnötige Wutausbrüche verliert. Dieser Mensch muss lernen, seine Leber zu pflegen und zu nähren.

Eindrücke verarbeiten

Das Speicherorgan des Elementes Holz ist die Leber. Aus taoistischer Sicht hat sie die Aufgabe, für ein ungehindertes Fließen des Blutes und der Energien zu sorgen. Sie stellt damit die Versorgung aller wichtigen

Wer ein stark ausgeprägtes Holzelement in sich trägt, hat Freude daran, sich auszudrücken, in welcher Form auch immer, z. B. in Musik, Malerei, Poesie und auf anderen schönen kreativen Betätigungsfeldern.

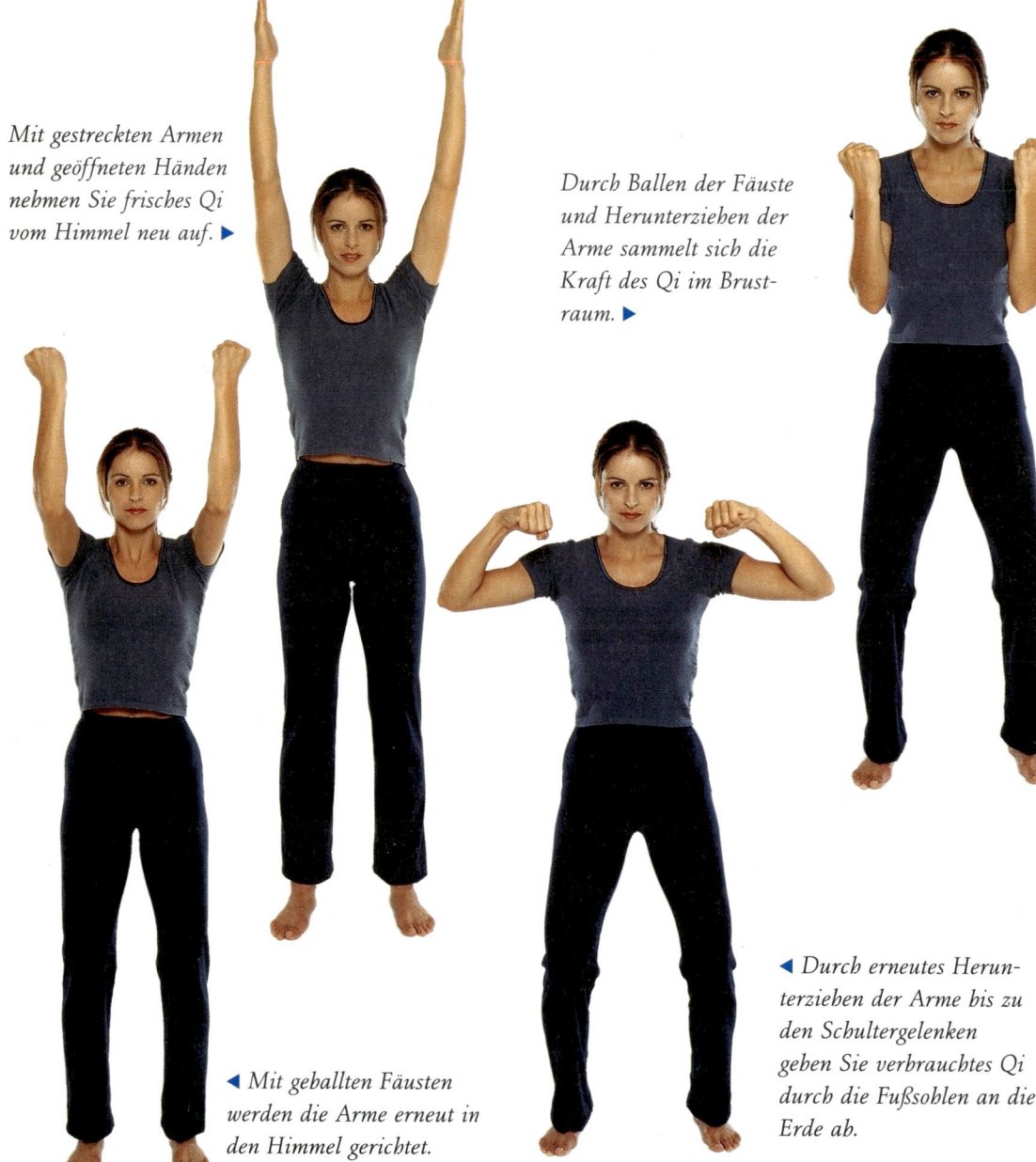

Mit gestreckten Armen
und geöffneten Händen
nehmen Sie frisches Qi
vom Himmel neu auf. ▶

Durch Ballen der Fäuste
und Herunterziehen der
Arme sammelt sich die
Kraft des Qi im Brust-
raum. ▶

◀ Mit geballten Fäusten
werden die Arme erneut in
den Himmel gerichtet.

◀ Durch erneutes Herun-
terziehen der Arme bis zu
den Schultergelenken
geben Sie verbrauchtes Qi
durch die Fußsohlen an die
Erde ab.

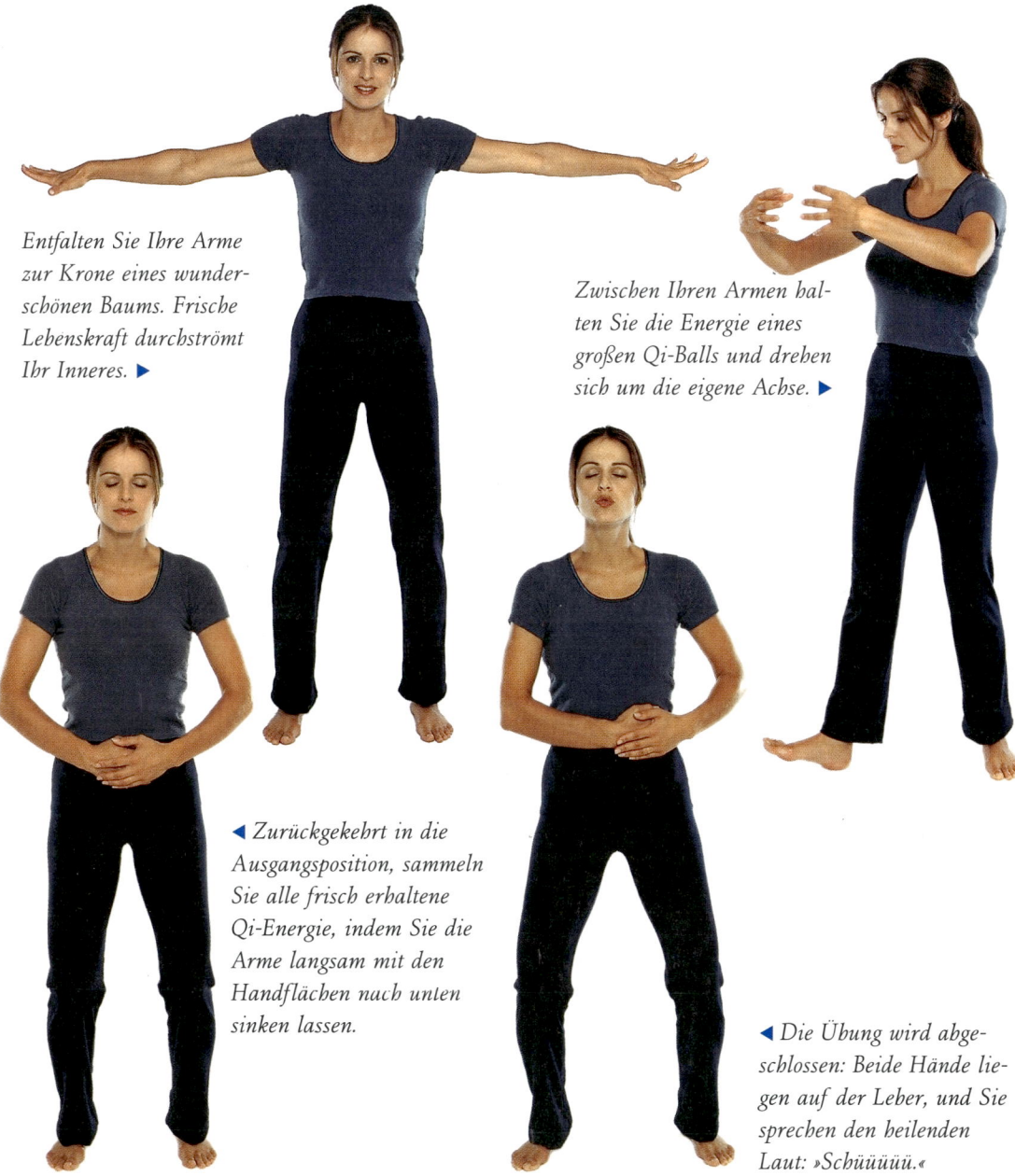

Entfalten Sie Ihre Arme
zur Krone eines wunder-
schönen Baums. Frische
Lebenskraft durchströmt
Ihr Inneres. ▶

Zwischen Ihren Armen hal-
ten Sie die Energie eines
großen Qi-Balls und drehen
sich um die eigene Achse. ▶

◀ Zurückgekehrt in die
Ausgangsposition, sammeln
Sie alle frisch erhaltene
Qi-Energie, indem Sie die
Arme langsam mit den
Handflächen nach unten
sinken lassen.

◀ Die Übung wird abge-
schlossen: Beide Hände liegen auf der Leber, und Sie
sprechen den heilenden
Laut: »Schüüüüü.«

Organe sicher. Die Leber hat auch die Aufgabe, Eindrücke zu verarbeiten und Stress zu bewältigen. Wenn Sie sich zu lange von äußeren Reizen, insbesondere visueller Art, überfluten lassen, riskieren Sie, dass sich Ihre Leberenergie aufstaut. Die Leber gibt ihre Energie an die Augen ab. Deswegen ist stundenlanges Fernsehen oder Arbeiten am Bildschirm besonders schädlich.

Während dieser Übung kommen Sie innerlich zur Ruhe und können sich die Zeit nehmen, das Erlebte zu verarbeiten. Menschen des Holztyps sind ständig in Bewegung und bewahren dabei ein starkes Gefühl der eigenen Identität. Ihre Wurzeln dringen tief in die Erde ein, und ihre Möglichkeiten sind unbegrenzt. Sie besitzen unzählige Visionen, gekoppelt mit der Fähigkeit, Pläne zu entwickeln und durchzuführen. Sie sind in der Lage, fast jedes schwere Hindernis zu überwinden.

Vor allem Menschen, die ihren Lebensunterhalt mit der eigenen Kreativität verdienen, brauchen ein gesundes Holzelement. Dafür können sie sowohl das Element Holz in sich stärken als auch das vorhergehende (Wasser) und das nachfolgende Element (Feuer) bzw. den Überschuss aus einem der Elemente dämpfen. Denn alle Wandlungsphasen durchdringen sich gegenseitig.

Kreativität fördern

Durch die vielseitige Bewegung bei dieser Übung können Sie Ihre Kreativität über den Körper ausleben. Das löst Energieblockaden auf und setzt dynamische, schöpferische Kräfte frei. Wenn Ihr kreativer Selbstausdruck gestört ist, schwächt das die Energie und Leistungsfähigkeit Ihrer Leber. Sie sind anfälliger für Kopfschmerzen und Schwindelgefühle. Wenn das Qi wieder frei fließen kann und nicht mehr in der Leber stagniert, haben Sie die Verbindung zur eigenen Schöpferkraft wiederhergestellt.

Nacken-, Lendenwirbelsäulen- und Beinmuskulatur aufbauen

Sie werden feststellen, dass bei regelmäßigem Üben bereits nach zwei Wochen eine enorme Kräftigung der Nacken-, Lendenwirbelsäulen- und Beinmuskulatur einsetzt. Das kraftvolle Bewegen der Arme baut die Nacken- und Schultermuskulatur auf, die heutzutage durch falsches und langes Sitzen und Belasten bei vielen Menschen sehr verkürzt ist. Durch das tiefe Stehen werden die Beinmuskeln gestärkt. Die aufrechte Haltung des Oberkörpers bewirkt eine Korrektur von Fehlhaltungen, wie z. B. beim Hohlkreuz. Der Brustkorb wird geöffnet, indem Sie das Brustbein nach oben ziehen.

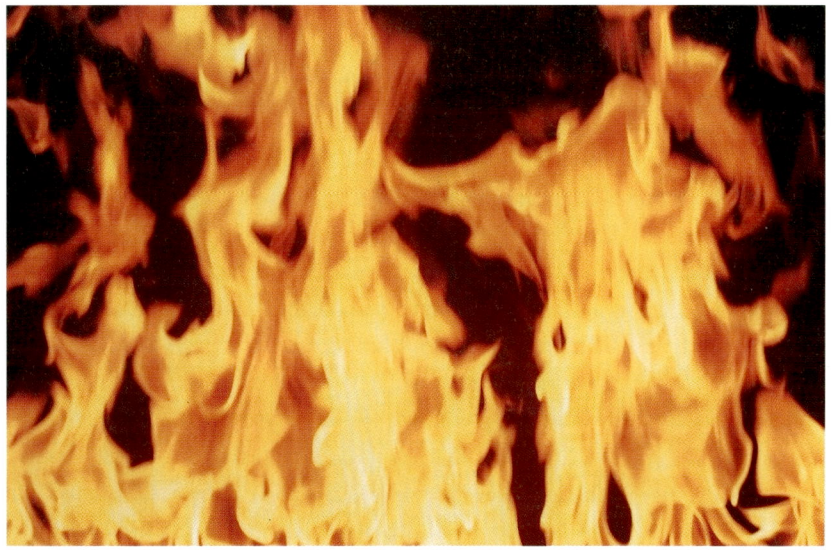

Der Sommer steht im Zeichen des Elements Feuer. Seine Hitze symbolisiert die Lebenskraft der Menschen, aber auch ihre Wärme untereinander: Mitgefühl, Liebe und Kommunikation.

Das Element Feuer

Übung: Die Flamme entfachen

Körperhaltung

Stellen Sie sich vor, dass Sie in Ihrem Dan Tien (Kraftzentrum unterer Speicher) eine kräftige Flamme entfachen, die Sie nach oben züngeln lassen, bevor Sie sie ganz bewusst nach unten lenken. Sie spüren die Wärme und Kraft des Feuers, das sich vom Dan Tien aus in jede Körperzelle hinein ausdehnt. Diese Bewegung geht vom unteren Speicher aus und kehrt wieder dorthin zurück. Machen Sie mit dem linken Fuß einen Schritt nach vorn. Beginnen Sie jetzt damit, die Flamme des Feuers im Dan Tien zu entfachen, indem Sie beim Einatmen Ihre Arme nach oben steigen lassen und den Oberkörper dabei nach vorn schieben. Dabei stellen Sie sich vor, dass zwischen Ihren Handflächen eine Flamme brennt, so wie Ihre Lebenskraft, die Sie bereitwillig nach außen abgeben. Gegen Ende des Einatmens stehen Sie fast ganz auf dem vorderen linken Bein, das jetzt ganz gerade ist. Das hintere rechte Bein ist angewinkelt,

Ohne die Feuerenergie gäbe es kein Leben. Der Mensch braucht das innere Feuer für den reibungslosen Ablauf seiner chemischen und biologischen Vorgänge im Körper. Die Natur braucht das Feuer, um zu reifen. Das Feuer des Menschen entspricht der strahlenden Energie des Geistes. Es sorgt für Klarheit, Bewusstheit, Lebensfreude und Willenskraft. Es verbindet die Welt des Menschen mit der Welt um ihn herum.

und Sie stehen auf den Zehenspitzen. Sie stellen sich nun vor, dass Sie selbst die Flamme sind. Beim Ausatmen verlagern Sie das Gewicht langsam auf das hintere rechte Bein, ziehen die Zehenspitzen hoch und lassen die Arme sinken. Am Ende des Ausatmung stehen Sie mit angewinkeltem Knie fast nur noch auf dem rechten Bein, während das linke gerade und nur auf der Ferse aufgesetzt ist. Nachdem Sie diese Flamme etwa sechsmal auf der linken Seite entfacht haben, wechseln Sie die Fußstellung und wiederholen die Übung für die rechte Seite. Machen Sie die Übung so lange, bis eine spürbare Entspannung in Ihrem Herzen eintritt. Zum Abschluss legen Sie als Meditation beide Hände auf Ihr Kraftzentrum. Zur Heilung des Herzens legen Sie beide Hände auf Ihr Herz und geben nach der Übung beim Ausatmen mit weit geöffnetem Mund einen »Haaaaa«-Laut von sich. Das ist wie ein Seufzer nach einer Anstrengung. Dabei sehen Sie in Gedanken ein schönes, sattes Rot. Dieser heilende Laut geht in Ihrer Vorstellung tief ins Herz hinein. Er entlastet das Herz und gibt Ihnen frische, gesunde Energie.

Die Energie des Feuers explodiert. Sie fließt von unten nach oben und dringt in alles ein. Wenn Sie eine gesunde Feuerenergie in sich tragen, sind Sie sehr liebesfähig und können glücklich in einer Beziehung leben. Sie können geben und nehmen und sind tolerant und ausgeglichen.

Die Ziele

Selbstannahme und Beziehungsfähigkeit

Die Kraft des Feuers verbindet Sie mit wundervoller Liebesenergie. Sie spüren, wie Freude, Lust und Leidenschaft aktiviert werden. Sie genießen diese Gefühle aus Ihrer Mitte heraus; d. h., Sie bleiben zentriert und verlieren sich nicht in extremen Gefühlen. Sie spüren eine innere Heiterkeit, gepaart mit ruhiger Gelassenheit. Sie sind voller Selbstannahme, Wohlwollen und Freundlichkeit sich selbst und anderen gegenüber. Sie lächeln entspannt und heiter in Ihr Herz hinein.

Geistige Ruhe und Klarheit

Diese Übung schafft geistige Klarheit und Stille. Ihre Gedanken kommen langsam zur Ruhe. Das Herz schlägt ruhig und gleichmäßig. Die Gefühle werden harmonisch und friedlich. Das Herz wird von der Kraft des Geistes (Shen) regiert. Diese geistige Energie ermöglicht es, seine höchsten Ziele zu verfolgen und zu verwirklichen. Stellen Sie sich bei dieser Übung vor, wie Sie Ihr Herz entlasten und mit der Kraft des

Feuers reinigen. Damit lösen Sie die Giftstoffe im Körper und leiten gestaute Gefühle und extreme Hitze aus dem Herzen nach unten. Denken
Sie daran, dass Sie genügend klare Flüssigkeit zu sich nehmen, um diese
Reinigung von Gift- und Schlackenstoffen zu unterstützen, z.B. Kräu-
tertee, heißes Wasser mit Honig oder Mineralwasser.

Entspannung

Diese Feuerübung ist äußerst entspannend und lockernd für all jene
Menschen, die zu viel Yang-Energie im Herzen tragen. Das sind vor allem Menschen, die schnell und viel sprechen, laut lachen und Unruhe
verbreiten. Für diese Leute sind Ruhe und Entspannung notwendig, weil
sie dadurch die gestaute, feurige Yang-Energie im Herzen, in der Leber
oder in der Lunge abbauen und nach unten lenken können.

Gesunder Schlaf

Diese Übung behebt auch Ein- und Durchschlafstörungen. Kurz vor
dem Schlafengehen können Sie ganz gezielt daran arbeiten, die übermäßige Qi-Energie im Herzen nach unten ins Dan Tien zu lenken. Dadurch erreichen Sie einen tiefen und gesunden Schlaf. Außerdem werden Ihre Alpträume verschwinden. Wenn geistige Ruhe und Klarheit
geschwächt sind, können Sie die Heilung Ihres Herzens unterstützen,
indem Sie liebevoll und wohlwollend in Ihr Herz hineinlächeln und alte,
negative Gefühle loslassen. Üben Sie sich in der Kunst der Vergebung.
Dann lassen Sie dort, wo vorher Zorn und Enttäuschung waren, Liebe
und Freude hineinströmen. Konzentrieren Sie sich besonders vor dem
Einschlafen und nach dem Aufwachen bewusst auf positive, aufbauende
Gedanken, weil Ihr Unterbewusstsein in diesen Momenten sehr offen
und aufnahmefähig für eine derartige Programmierung ist.

Anregung des Kreislaufs

Das Herz herrscht über das Kreislaufsystem, die Zunge und die Ge-
sichtsfarbe. Am Glanz der Augen können Sie die innere Befindlichkeit
eines Menschen ablesen. Das Herz wird auch »König über sein Volk« genannt, weil es ständig das Blut in den Gefäßen kreisen lässt.

Ein Überschuss an Feuerenergie erzeugt Unruhe, fehlende Klarheit, Schlaflosigkeit und Nervosität. In diesem Moment gilt es, zu kühlen und das Feuer zu dämpfen. Das geschieht häufig, indem die heilsame, kühlende Energie des Elementes Wasser aufgebaut wird. In der chinesischen Medizin spricht man dann davon, dass das Wasser der Nieren das Feuer des Herzens »duscht«. Dann kommt der Mensch wieder zur Ruhe.

Mit dem linken Fuß nach vorne und dem rechten Fuß auf Zehenspitzen er-spüren Sie in sich die Wärme und Kraft des Feuers im Dan Tien. ▶

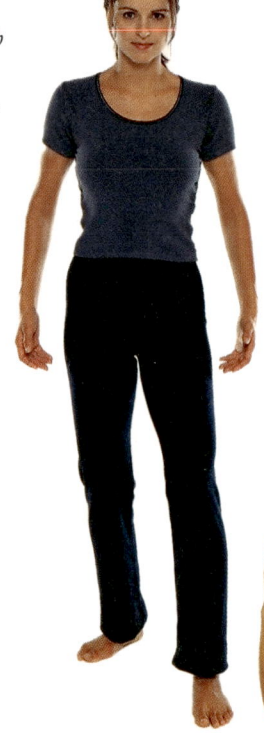

Durch konzentriertes Ein-atmen und langsames An-heben der Arme wird das Feuer im Dan Tien ent-facht. ▶

◀ Beim Ende des Einat-mens sind die Arme völlig gestreckt, Sie stehen allein auf dem linken Bein: Sie sind selbst zur Flamme geworden.

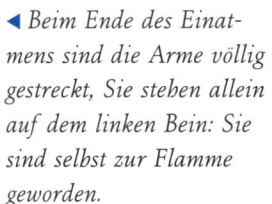

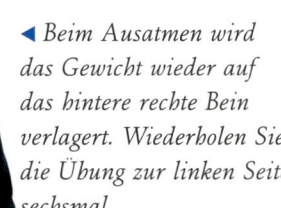

◀ Beim Ausatmen wird das Gewicht wieder auf das hintere rechte Bein verlagert. Wiederholen Sie die Übung zur linken Seite sechsmal.

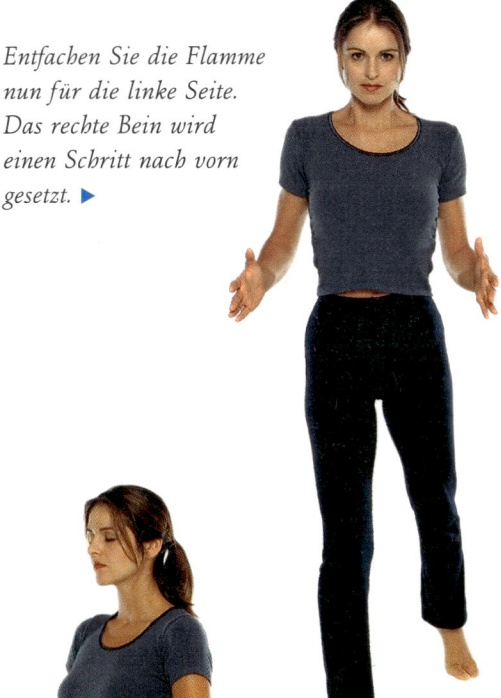

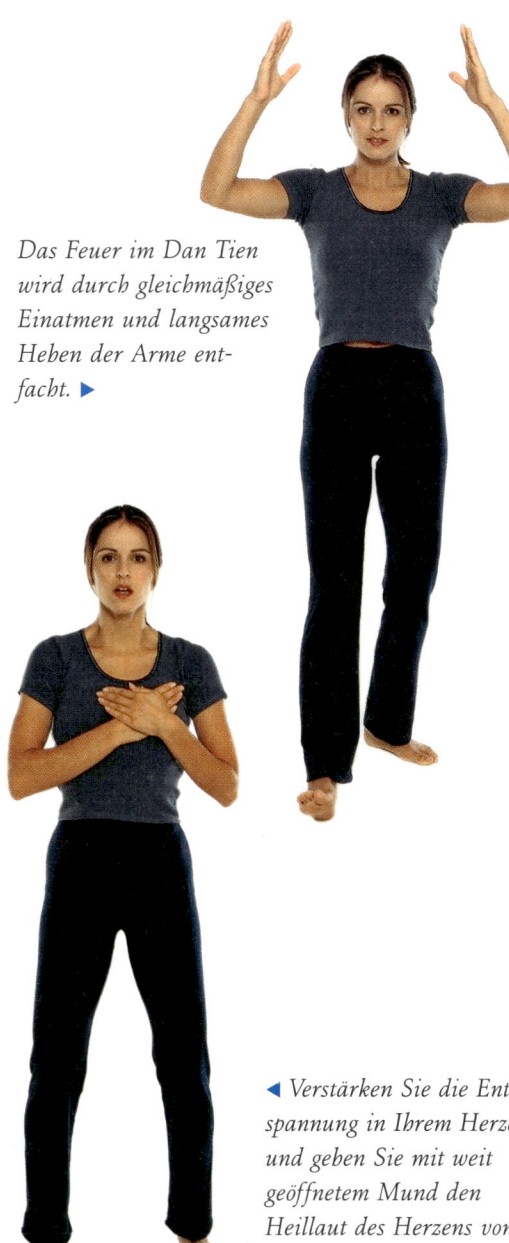

Entfachen Sie die Flamme nun für die linke Seite. Das rechte Bein wird einen Schritt nach vorn gesetzt. ▶

Das Feuer im Dan Tien wird durch gleichmäßiges Einatmen und langsames Heben der Arme entfacht. ▶

◀ *Auch diese Übung wird abgeschlossen, indem Sie die Arme langsam mit den Handflächen nach unten sinken lassen.*

◀ *Verstärken Sie die Entspannung in Ihrem Herzen und geben Sie mit weit geöffnetem Mund den Heillaut des Herzens von sich: »Haaaa.«*

Die Erde bildet die Mitte aller anderen vier Elemente: Von ihr kommt alles, und zu ihr kehrt alles zurück.

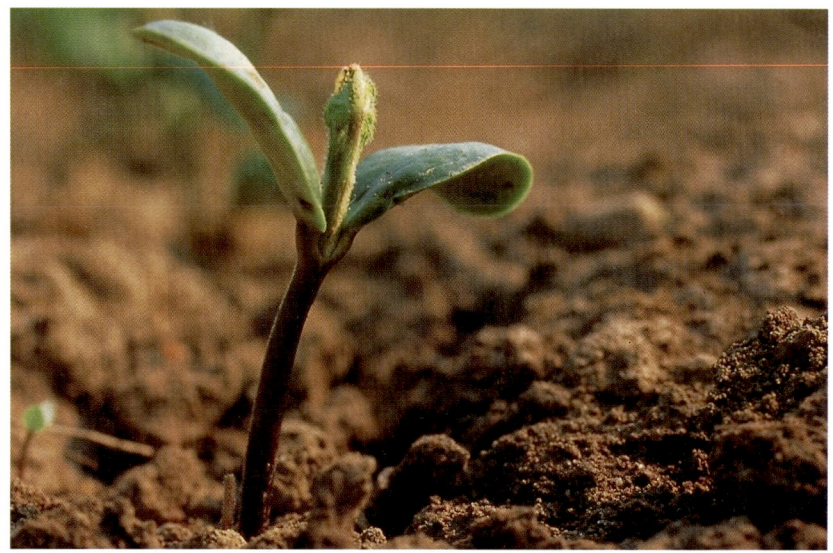

Das Element Erde

Übung: Das Herz öffnen

Körperhaltung

Die Erde ist der Ursprung des Menschen und seiner Schöpferkraft. Sie ist das Weibliche, die Mutter des Ursprungs. Sie ist wie der Geist des Tales, der niemals versiegt. Fühlen Sie sich als kraftvoller Mittler zwischen Himmel und Erde.

Zunächst lassen Sie beim Einatmen mit ganz lockeren Handgelenken und völlig entspannten Fingern die Arme bis auf Schulterhöhe langsam nach oben gleiten, bis Sie ganz aufgerichtet stehen.

Jetzt drehen Sie Ihre Hände und öffnen dabei die Arme auf Schulterhöhe, bis zu dem Punkt, wo Sie deutlich spüren, dass Ihr Brustkorb sich öffnet. Atmen Sie dabei aus. Die Daumen zeigen nach oben. Sie konzentrieren sich auf die Daumen und Zeigefinger. Dadurch werden die Meridiane für Lunge und Dickdarm angeregt. Spüren Sie, wie sich Ihr Qi langsam von der Mitte der Brust über die Arme bis in die Fingerspitzen hinein ausdehnt.

Führen Sie nun langsam die Arme wieder bis auf Schulterbreite zusammen. Die Handflächen weisen zueinander. Dabei atmen Sie ein. Beginnen Sie, vom kleinen Finger ausgehend, alle Finger spiralförmig nach

bis Ihre Handflächen nach unten zeigen. Jetzt lassen
...m wieder in die Ausgangsposition zurücksinken und
...bschließend legen Sie beide Hände auf den Unter-
... das dort erworbene Qi. Zur Stärkung der Milz üben
...ung beim Ausatmen den heilenden Laut »Huuuuu«.
... Laut hinten am Kehlkopf aus. Legen Sie Ihre Hände
... Milz und Magen, links vom Bauchnabel unterhalb
...zentrieren Sie sich auf die Farbe Gelb. Lassen Sie zu,
... dieses Lautes die Milz reinigt und heilt. Wenn die
...n formt, ruhen Sie von Natur aus in Ihrer Mitte,
...sorglich und tolerant. Sie akzeptieren die anderen
...überhöhten Erwartungen an sie. Die Erde ist das feste,
harmonische Zentrum, um das sich der Rest der Welt gerne versammelt.

Die Ziele

Belastungen abwerfen

Das Element Erde wird auch das Element der Mitte genannt, weil es die
Aufgabe hat, alle anderen Organe auszugleichen. In der Mitte des Körpers liegt die Milz. Von hier aus lassen sich alle anderen Funktionskreise
gut harmonisieren und heilen. Wenn Sie sich während dieser Übung
ganz auf Ihre innere Mitte, das Dan Tien, konzentrieren, können Sie in
Ihren Gedanken alles, was Sie unnötig belastet, abwerfen. Stellen Sie
sich vor, dass Ihr Kummer, Ihre Ängste und Sorgen in dem Moment,
wenn Sie Ihre Arme zu beiden Seiten hin ausstrecken, in die Erde hineinsinken. Sie fühlen sich dann befreit und erleichtert.

Zentrierung

Manchen Menschen fällt es sehr schwer, im Alltag aus Ihrer inneren
Mitte heraus zu leben. Sie leiden unter den äußeren Zwängen, haben
aber nicht den Mut, zu den eigenen Wünschen und Träumen zu stehen
und diese zu verwirklichen. Für diese Personen ist es besonders wichtig,
dass sie das Organ der Mitte, die Milz, pflegen und heilen. Denn dann
fällt es ihnen leichter, nach innen zu horchen und sich zu zentrieren.
Diese Zentrierung ermöglicht ihnen die Realisierung ihrer Träume.

Die zentrale Aufgabe der Milz ist die optimale Verarbeitung der Nahrung im Körper. Sie sorgt dafür, dass jedes Organ den für sich passenden Geschmack entwickeln kann, wie z.B. sauer für Leber und Galle, bitter für Herz und Dünndarm, süß für Milz und Magen, scharf für Lungen und Dickdarm sowie salzig für Nieren und Blase.

inneres Bild: innere Ruhe / Mitte; Quelle unter den Fußsohlen 76

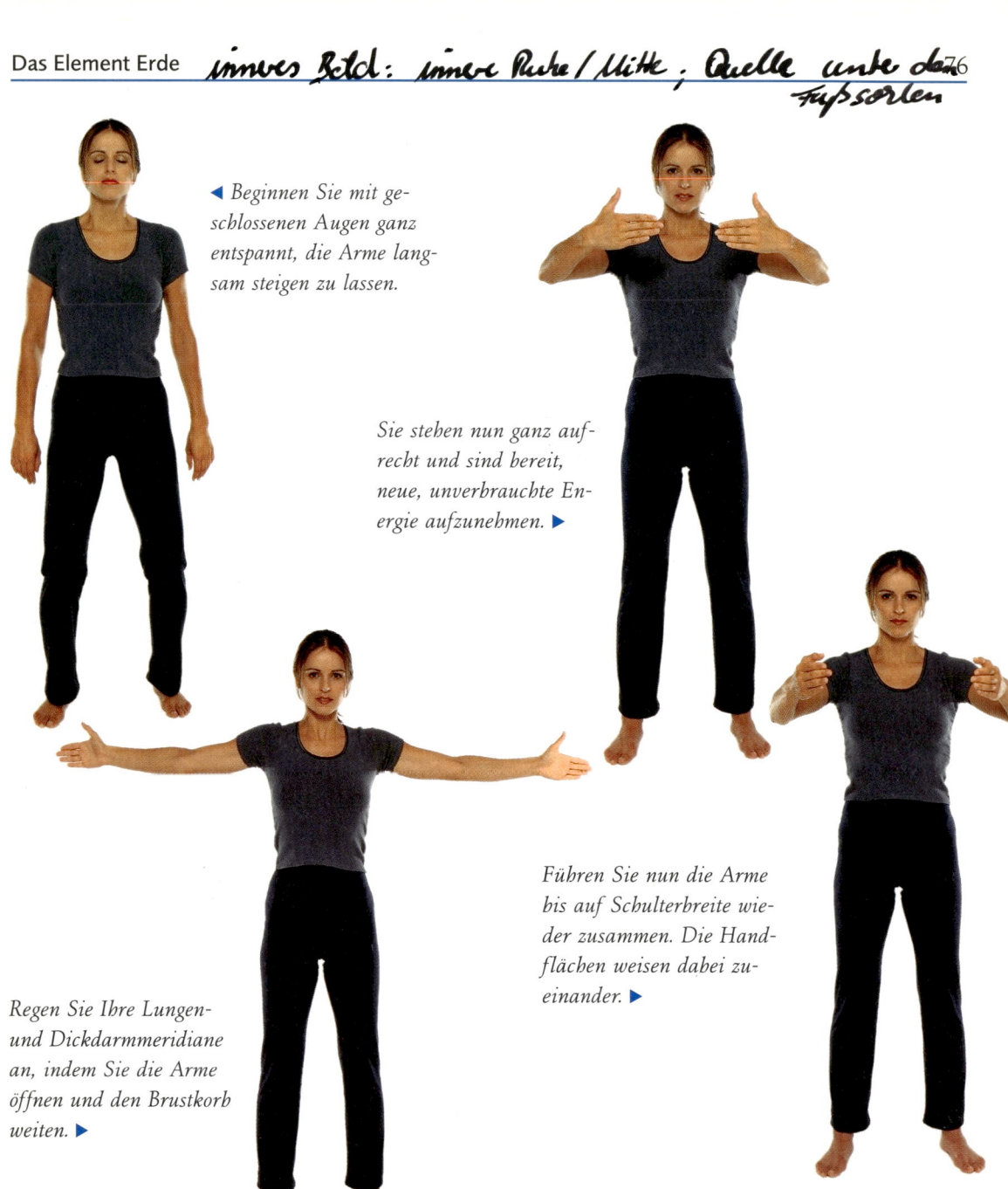

◀ Beginnen Sie mit geschlossenen Augen ganz entspannt, die Arme langsam steigen zu lassen.

Sie stehen nun ganz aufrecht und sind bereit, neue, unverbrauchte Energie aufzunehmen. ▶

Führen Sie nun die Arme bis auf Schulterbreite wieder zusammen. Die Handflächen weisen dabei zueinander. ▶

Regen Sie Ihre Lungen- und Dickdarmmeridiane an, indem Sie die Arme öffnen und den Brustkorb weiten. ▶

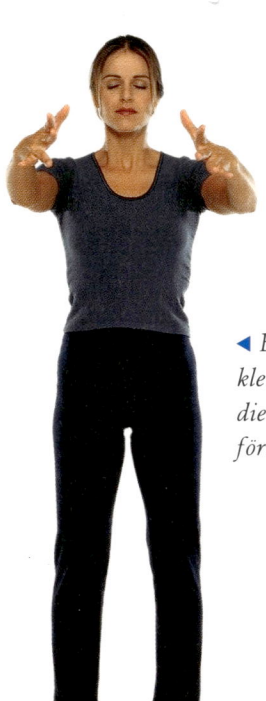

◄ *Bewegen Sie nun, beim kleinen Finger beginnend, die Finger einzeln spiral- förmig zur Handfläche.*

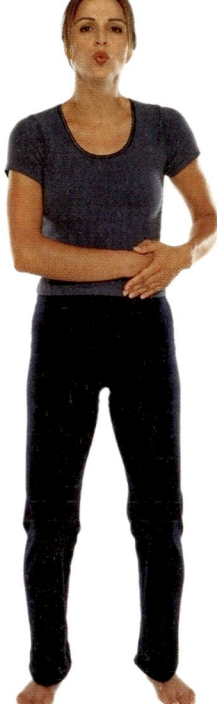

◄ *Atmen Sie bewusst aus, und lassen Sie die Arme wieder in die Ausgangspo- sition sinken.*

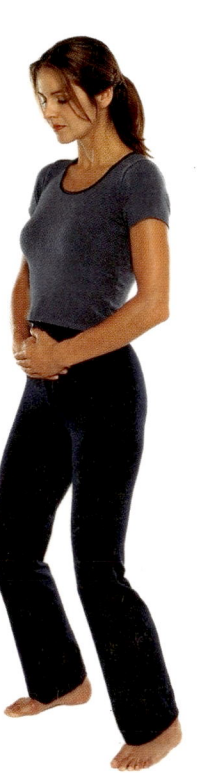

Legen Sie nun die Hände auf den Unterbauch, und speichern Sie die Erd- energie in Ihrem Kraft- zentrum. ▶

Abschließend legen Sie die Hände zur Stärkung auf Milz und Magen und spre- chen den reinigenden Laut »Huuuuuu.« ▶

Innere Ruhe

Wenn es Ihnen gelingt, die Kräfte der Milz zu stärken, kann dieses Organ seine Hauptaufgabe besser erfüllen: nämlich alles um die Mitte herum zu ordnen. Wenn das geschieht, sind alle Organe sowie die Psyche im Gleichgewicht, und Yin und Yang sind ausbalanciert, was eine tiefe innere Ruhe bewirkt. Unterstützen können Sie die Heilung der Milz auch dadurch, dass Sie sich sehr bewusst gesund ernähren.

Magen- und Darmstörungen heilen

Die Erde kreist um die Sonne und bewegt sich dabei auf einer Ebene seitwärts und horizontal, ähnlich wie die Planeten. Dieses gleichmäßige, ruhige Kreisen des Elementes Erde entspannt und beruhigt den Menschen. Die Erde steht für den Spätsommer, d.h. für den Jahreszeitenwechsel. Sie entspricht dem Vollmond, der leuchtend und harmonisch am Himmelszelt steht.

Die gleichmäßigen, langsamen und konzentrierten Bewegungen bewirken, dass die Milz ihre wichtigste Funktion gut erfüllen kann: Sie verwandelt Nahrungsmittel und Getränke in Blut. Die Milz ist der große Verteiler, der jedem Organ die passende Geschmacksqualität zuführt. Achten Sie darauf, dass Sie nicht unverhältnismäßig essen. Sonst »überfüttern« Sie Ihre Milz und die Bauchspeicheldrüse. Zu viel Fett und Süßes erzeugen Schleim und Nässe. Dies verhindert, dass das Qi nach unten geführt wird. Stattdessen steigt das Qi nach oben und legt sich auf die Bronchien, was Asthma und Allergien auslösen kann. Auch extreme Geistesarbeit und Feuchtigkeit schwächen die Kraft der Milz.

Blutdruck regulieren

Diese Übung reguliert den Blutdruck und gleicht ihn zur Mitte hin aus. Bei hohem Blutdruck empfiehlt es sich, dass Sie sich bei den Übungen auf die Punkte der »sprudelnden Quelle« unter Ihren Fußsohlen konzentrieren. Außerdem ist es hilfreich, das Ausatmen und den letzten Teil der Übung mit dem Sinken der Arme zu betonen. Sie spüren Ihre Fingerspitzen und versuchen, an nichts zu denken. Dadurch erreichen Sie, dass der Blutdruck sinkt. Bei niedrigem Blutdruck liegt Ihre Aufmerksamkeit mehr auf dem unteren Speicher oder auf dem Scheitelpunkt auf dem Kopf. Sie achten mehr auf das Einatmen und visualisieren dabei, wie die kräftige, nährende Yin-Energie der Erde in Sie einströmt und sich von dort über die Mitte des Körpers bis zum Scheitelpunkt ausdehnt. Dabei richten Sie Ihre geistige Vorstellung auf einen klaren Gedanken, so dass Sie ganz bewusst und wach sind.

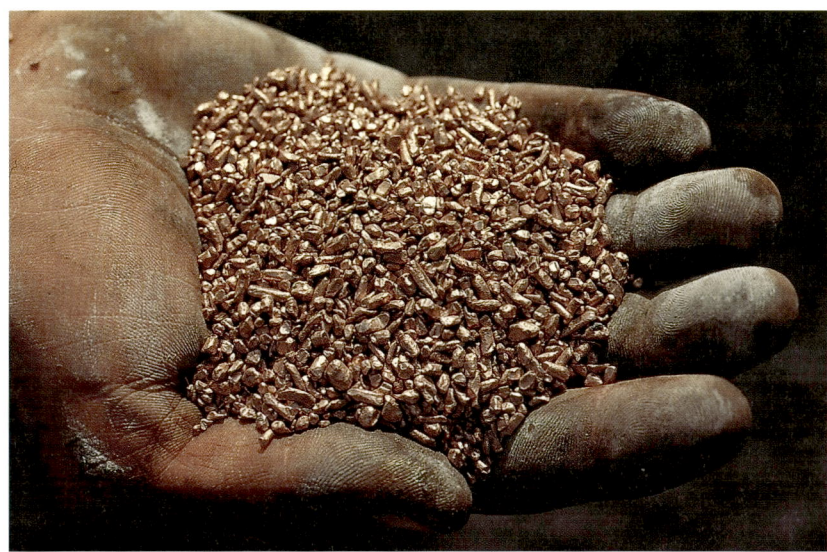

Das Element Metall

Übung: Das Qi sammeln

Körperhaltung

Verlagern Sie Ihr Gewicht ganz auf das rechte Bein, und ziehen Sie die Zehenspitzen des linken Fußes nach oben. Drehen Sie sich etwas nach links hinten, und sammeln Sie zunächst mit der linken Hand viel frisches Qi in einer großen Kugel aus dem Universum ein. Ziehen Sie es dann mit dem aufgerichteten Daumen an Ihrer Mittellinie entlang von oben nach unten bis ins Dan Tien hinein. In Ihrer Vorstellung sammelt sich das pralle, frische Qi in der kleinen kristallartigen Kugel tief im Inneren Ihres Dan Tien. Während Sie das Qi an der Mittellinie hinabführen, sinkt Ihr linker Fuß langsam wieder zum Boden zurück. Um das Qi zu sammeln, legen Sie abschließend beide Hände übereinander über das Dan Tien. Nun verlagern Sie Ihr Gewicht auf den linken Fuß. Die Zehenspitzen des rechten Fußes gehen nach oben. Holen Sie jetzt die Qi-Energie mit der rechten Hand zu sich ins Dan Tien hinein. Bringen Sie

Nutzen Sie die geballte, schneidende und verdichtete Energie des Elementes Metall, um Ihre Selbstdisziplin in den Griff zu bekommen. Lernen Sie durch die Bewe-gung, Ihre Lebenskraft zu bündeln und gezielt einzusetzen. Dadurch vermeiden Sie Zerstreuungen und unnötigen Energieverlust.

zum Abschluss beim Ausatmen den heilenden Zischlaut für die Lunge hervor: »Shiiiii.« Legen Sie die Hände auf die Lungen, und visualisieren Sie die Farbe Weiß. Der Ton ist wie beim englischen Wort »cheese«. Ihre Zähne berühren sich fast, und Ihre Lippen sind gespreizt. Das bewirkt eine Reinigung, Unterstützung und Entlastung der Lunge.

Die Ziele

Konzentration fördern

Wer seinen Ballast abgeworfen hat und Prioritäten setzt, kann sich in aller Ruhe dem Wesentlichen widmen. Das macht die Qualität der inneren Mitte aus: zu wissen, was bedeutend ist, und dem volle Aufmerksamkeit zu schenken. Alles andere kann warten.

Die Sammlung der Qi-Energie im Dan Tien ermöglicht eine Verbesserung der geistigen Konzentration. Alle Energien werden nach unten zum Kraftzentrum gelenkt und dort gespeichert. Das Dan Tien ist wie ein Zinnoberfeld, das die alchemistische Fähigkeit besitzt, Metall in Gold zu verwandeln. Dadurch werden alle anderen Organe entlastet. Und das Herz, das für geistige Kraft und Konzentration verantwortlich ist, kann seine Denkarbeit ungestört verrichten.

Selbstdisziplin aufbauen

Das Element Metall besitzt die Eigenschaft, Energien zusammenzuführen und zu konzentrieren. In der Psyche des Menschen zeigt sich diese energetische Verdichtung durch positive Eigenschaften wie Beständigkeit, Zielstrebigkeit, Rechtschaffenheit und Selbstdisziplin. Haben Sie Probleme, Ihre selbst gesteckten Ziele zu erreichen, können Sie mit Hilfe dieser Übung lernen, Ihre Kräfte ganz bewusst zu sammeln und zu bewahren. Derjenige, der Probleme mit seiner Lunge hat, wird feststellen, dass sich ihr Zustand im Herbst eher verschlechtert. Emotional werden diese Probleme von einem Gefühl der Trauer begleitet. Diese Bewegung hilft Ihnen dabei, diese Trauer mehr und mehr anzunehmen und sie vollkommen zu integrieren.

Gehirnkapazität erweitern

Durch diese ruhige Bewegung wird Ihre Gehirnkapazität verbessert. Die Zahl der möglichen Wechselwirkungen wird beachtlich gesteigert. Durch die Konzentration des Geistes auf die einzelnen Bewegungsabläufe werden das Lang- und das Kurzzeitgedächtnis trainiert. In Ihren frontalen Schläfenlappen werden viele Endorphine ausgeschüttet. Diese wirken wie körpereigenes Morphium und können Stress reduzieren, Glücks- und Lustgefühle auslösen sowie Schmerzen lindern.

Beide Gehirn- und Körperhälften werden gleichermaßen beansprucht und harmonisiert. Die rationalen und logischen Fähigkeiten werden ebenso gefördert wie die kreativen und intuitiven Potenziale.

Abwehrkräfte verbessern

Im Herbst lassen die Abwehrkräfte nach. Die kalte Luft schwächt die Kraft der Lunge, und Atemwegserkrankungen (Erkältungen, Bronchitis) sind die Folge. Deswegen gilt es, die Kräfte zu sammeln und sich einen Vorrat anzulegen.

Die Lunge sorgt normalerweise dafür, dass die feinen Härchen und Poren der Haut stets geschmeidig und feucht gehalten werden. Eine gesunde Lunge wirkt so ähnlich wie eine Kraft spendende Batterie auf alle Organe. Mit jedem Atemzug ergänzt und fördert sie den schöpferischen Kreislauf.

Die meisten Menschen üben heutzutage ihren Beruf im Sitzen aus und leiden deshalb unter einseitiger und nicht ausreichender Bewegung, Verspannungen und Fehlhaltungen. Häufig konzentriert sich bei ihnen das Yang-Qi zu sehr in den Schultern und im Nacken. Im Becken und in den Beinen besteht dagegen oft ein Mangel an Yang-Qi. Durch diese taoistische Übung lenken Sie regelmäßig das Yin-Qi nach oben und das Yang-Qi nach unten. Das verbessert Ihr Immunsystem und Ihre Abwehrkräfte.

Atmung, Qi und Blutkreislauf regulieren

Das gleichmäßige Ein- und Ausatmen im Bauchraum bewirkt, dass sich die Atmung nach und nach vollkommen harmonisiert. Sie können förmlich spüren, wie sich Ihre Bauchdecke gleichmäßig hebt und senkt. Mit jedem neuen Atemzug wird Ihr Blut mit frischem Sauerstoff angereichert. Sie spüren ein angenehmes Kribbeln auf Ihrer Haut und eine Dehnung Ihrer Blutgefäße. Ihr Blutkreislauf reguliert sich ganz von selbst zur »goldenen Mitte« hin.

Metall steht für das Zusammenziehen aller Energien. Es ist die dichteste Materie, die der Mensch kennt. Die Metallenergie fließt nach innen und zieht sich im großen Sammelbecken wie in einem Schmelztiegel zusammen. Dort werden alle Schätze dieser Welt in einem alchemistischen Prozess in reines Gold verwandelt. Der Mensch setzt das Metall ein, um Strom zu leiten und Energien zu verbinden, denn Metall hat eine magnetische Fähigkeit. Der abnehmende Mond entspricht diesem Element, denn im Herbst zieht sich auch die Natur in sich zurück.

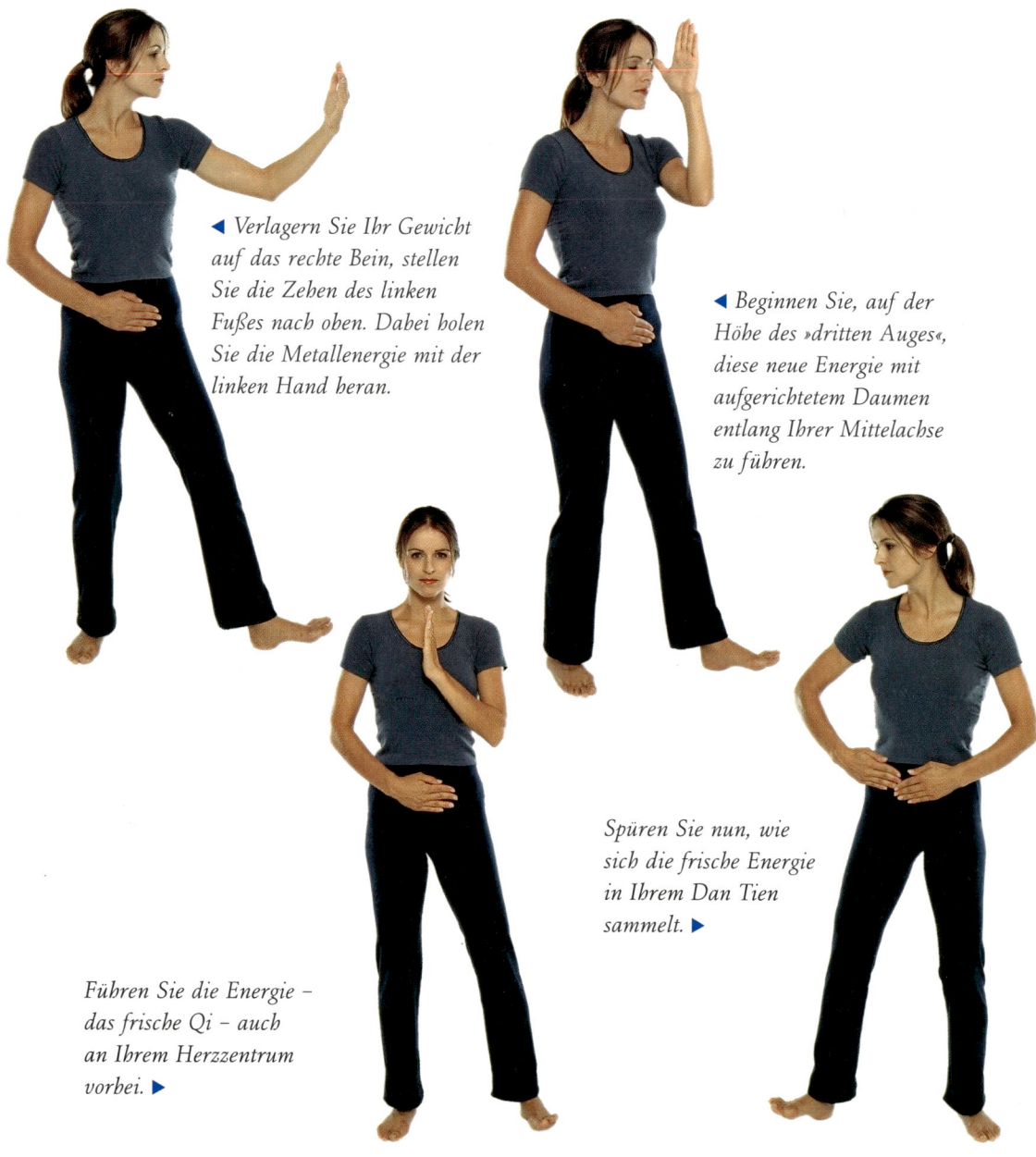

◄ Verlagern Sie Ihr Gewicht auf das rechte Bein, stellen Sie die Zehen des linken Fußes nach oben. Dabei holen Sie die Metallenergie mit der linken Hand heran.

◄ Beginnen Sie, auf der Höhe des »dritten Auges«, diese neue Energie mit aufgerichtetem Daumen entlang Ihrer Mittelachse zu führen.

Spüren Sie nun, wie sich die frische Energie in Ihrem Dan Tien sammelt. ►

Führen Sie die Energie – das frische Qi – auch an Ihrem Herzzentrum vorbei. ►

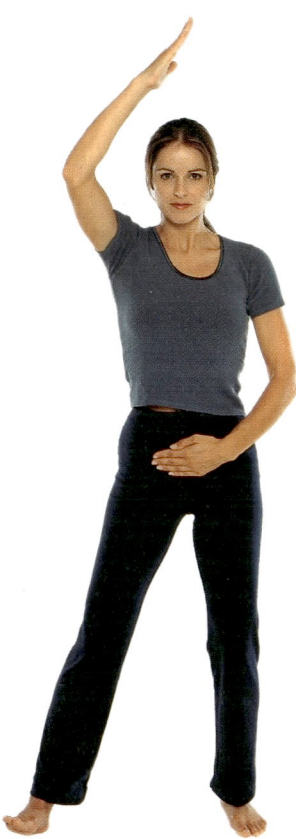

◀ *Verlagern Sie nun das Gewicht auf den linken Fuß, und stellen Sie die Zehen des rechten Fußes auf. Holen Sie die heilende Energie mit der rechten Hand herbei.*

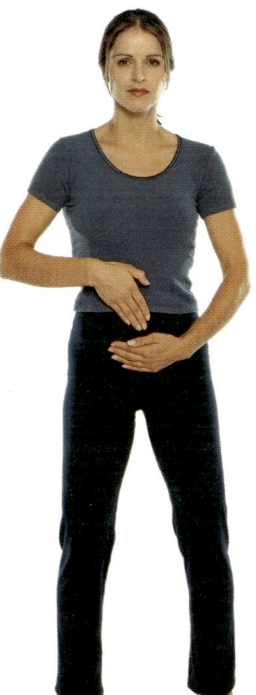

◀ *Führen Sie die Energie erneut hinab bis in Ihr Dan Tien.*

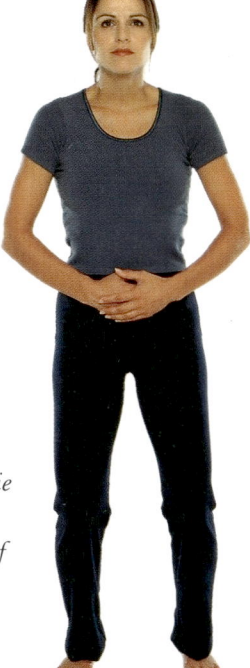

Sammeln Sie die Energie in Ihrem Kraftzentrum. Dabei ruht die linke auf der rechten Hand. ▶

Legen Sie abschließend die Hände auf den unteren Lungenbereich, und sprechen Sie den heilenden Laut »Shiiiiii.« ▶

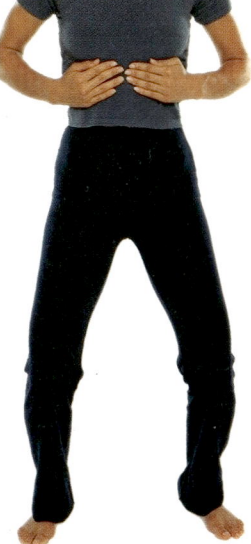

Wasser ist Quell allen Lebens. Ohne Wasser wären weder Pflanzen, Tiere noch Menschen entstanden.

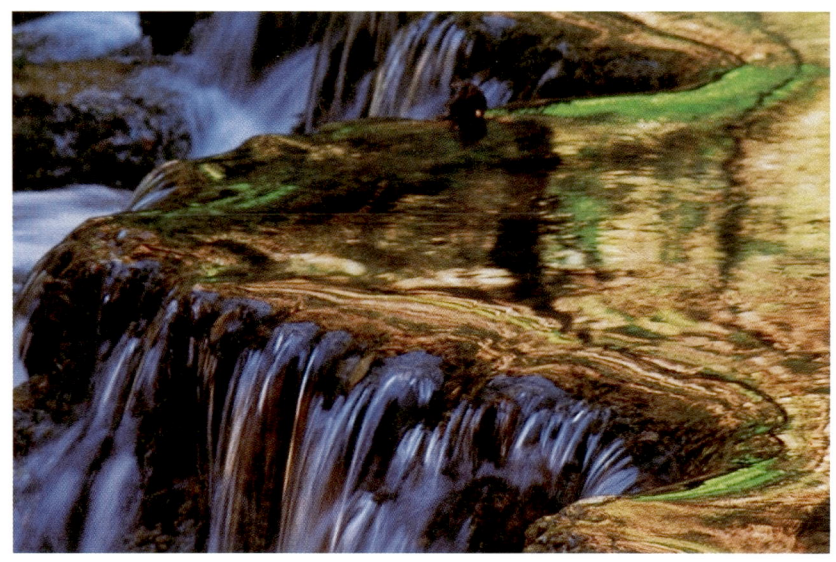

Das Element Wasser

Übung: Den Wasserfall fließen lassen

Nutzen Sie die Zeit des Übens als eine Zeit, in der Ihr geistiges Reservoir wieder frisch aufgefüllt wird. Je gründlicher Sie den Inhalt wechseln, umso nachhaltiger ist die Wirkung. Es gibt zahllose Möglichkeiten, in der wundervollen freien Natur zu üben.

Körperhaltung

Beim Einatmen richten Sie sich auf und heben Ihre Arme langsam seitlich mit den Handflächen nach oben zum Himmel. Über Ihrem Kopf bilden die Arme einen Kreis. Stellen Sie sich vor, Sie stehen unter einem sanft fließenden Wasserfall.

Beim Ausatmen beugen Sie langsam die Knie, und Ihre Hände deuten an, wie das klare Wasser langsam vom Scheitelpunkt an Ihrer Mittellinie entlang nach unten fließt. Dabei weisen Ihre Handflächen nach unten. Wenn die Hände am unteren Speicher angekommen sind, geben Sie bewusst all dieses frische Qi an Ihr Kraftzentrum ab. Dabei sind beide Handflächen dem Sammelbecken der Kraft zugewandt. In Ihrer Imagination wird das Qi vom »Drachenpalast« (Dan Tien) magnetisch angezogen. Es wird dort gespeichert und für lange Zeit aufbewahrt, so dass Sie es jederzeit bei Bedarf abrufen können.

Legen Sie abschließend beide Hände übereinander auf das Kraftzentrum, und horchen Sie in sich hinein. Beide Lao-Gong-Punkte liegen genau übereinander. Frauen legen zuerst die rechte Hand auf den Unterbauch und dann die linke darüber. Männer legen ihre rechte auf die linke Hand. Dieses Ritual hat den Sinn, dass Frauen ihre Yang-Energie und Männer ihre Yin-Energie verstärkt anregen. Die linke Hand steht symbolhaft für die linke Körperhälfte, die mit dem Herzen verbunden ist und als weiblich angesehen wird. Die rechte Hand wird dagegen mit der geballten Faust und dem männlichen Yang assoziiert. Nehmen Sie sich ganz bewusst für diesen Abschluss der Übungen genügend Zeit. Ernten Sie das ausgesäte Qi, und genießen Sie die Entspannung, Ruhe und innere Gelassenheit, die Sie jetzt erfüllen.

Zur Unterstützung der Nieren können Sie nach der Bewegung beim Ausatmen den heilenden Laut »Shuiiiii« in die Nieren lenken. Diesen Laut sprechen Sie in drei Silben: »Schu« »ee« »i«. Shui ist das chinesische Wort für Wasser. Beide Hände liegen auf den Nieren, und Sie denken an die Farbe Schwarz. Dadurch werden die Nieren mit neuer, frischer Kraft angefüllt und ausgeglichen. Gleichzeitig werden die Giftstoffe abtransportiert.

Spüren Sie in sich das Fließen der Lebenskraft bei jeder Bewegung und die Freude am lebenslangen Lernen und Wachsen.

Die Ziele

Erholung

Gesunde Nieren besitzen die Fähigkeit, die Energie des Herzens, der Leber und der Lunge nach unten zu lenken und dort zu speichern. Sie spenden Ruhe, Kraft, Regeneration und Erholung. Schwache Nieren jedoch können diese Energie nicht zusammenziehen und bewahren. Deshalb steigt dann diese Qi-Energie nach oben und schwächt die Arbeit des Herzens und der anderen Organe.

In dieser Übung stellen Sie sich am anschaulichsten einen rauschenden Wasserfall vor, der die innere Gelassenheit und die Fähigkeit des Loslassens in Ihnen verbessert. Die heilende Wasserenergie verwandelt dann die überstarke, feurige Yang-Energie in ausgeglichene, sanfte Yin-Energie. In Ihrer Phantasie spült das Wasser alles Belastende von Ihnen ab, und Sie fühlen sich tief im Inneren gereinigt.

Furchtlosigkeit und Ruhe tanken

Unter der Voraussetzung, dass Sie das Element Wasser regelmäßig stärken, wirken Sie den Negativfolgen der geschwächten Nieren entgegen, als da sind Angst und innere Unruhe. Stattdessen entwickeln Sie Qualitäten wie Furchtlosigkeit, Mut, innere Ruhe und Gelassenheit. Außerdem bewirken Sie eine allgemeine Kräftigung und eine Verkürzung der Genesungszeit, z. B. bei Bronchialasthma, Magengeschwüren, Verstopfung, Herz- und Nervenerkrankungen.

Viele Menschen leiden unter der ständigen Aktivität und Hektik des Alltags. Allein sind Sie kaum in der Lage, diesem Aktionismus mit dem Gegenpol der Ruhe und des Empfangens entgegenzuwirken. Sie reiben sich immer mehr auf und vergeuden dabei kostbare, unwiederbringliche Lebensenergien.

Innehalten, Ausruhen und das bewusste Aufnehmen von Eindrücken sind heutzutage zu einem mühevollen Lernprozess geworden. Durch diese Übung können Sie diese Fähigkeiten spielerisch in sich entdecken und weiterentwickeln.

Allgemeiner Disstress, zu große Aufregung oder Erwartungsangst bewirken eine Übererregung des vegetativen Nervensystems (Sympathikus) und lösen Magen- und Darmbeschwerden aus. Der Mensch befindet sich dann im Gleichgewicht wenn Anspannung und Entspannung einender abwechseln.

Durch die Übungen des Tao wird die Entspannung angeregt. Sie spüren deutlich, wie sich der Disstress langsam in Eustress verwandelt. Sie genießen zunehmend aufbauende Gefühle wie Entspannung, innere Zufriedenheit und positive Wertschätzung und regen die Funktion des Parasympathikus an.

Rückenschmerzen lindern

Auch das Auftreten von Rückenschmerzen, eines der häufigsten gesundheitlichen Leiden im westlichen Kulturkreis, kann eine Störung der Nierenfunktion anzeigen.

Insbesondere Schmerzen im Bereich der unteren Lendenwirbelsäule deuten häufig auf eine Nierenschwäche hin. Achten Sie darauf, dass Ihre

> »Wasser schreckt weder vor irgendeinem gefährlichen Ort noch vor einem Fall zurück, und nichts kann ihm seine Wesensnatur nehmen. Es bleibt sich unter allen denkbaren Bedingungen treu.«
> »I Ging«

Nieren immer warm gehalten werden und Sie täglich genügend klare Flüssigkeit zu sich nehmen. Dehnen und kräftigen Sie Ihre Rückenmuskulatur durch den bewussten Wechsel von Anspannung und Entspannung bei jeder Bewegung.

Mehr Gelassenheit

Bedingt durch die zunehmende Automatisierung wird der Mensch heute immer mehr funktionalisiert. Er soll seine Arbeit optimal verrichten und steht unter einem permanenten Leistungsdruck. Häufig flüchtet er sich in oberflächliche Aktivitäten, um der inneren Leere zu entgehen. Für uns Menschen ist es deswegen heutzutage besonders wichtig, einmal innezuhalten und Positives aufzunehmen und zu empfangen. Dafür müssen wir uns allerdings zunächst öffnen, damit das Gefäß, in diesem Fall unser Körper und unser Geist, auch gefüllt werden kann. Wenn wir regelmäßig passiv sind und annehmen, bleibt immer ein Überschuss von Lebensenergie in unserem Wasserbecken gespeichert. Gehen Sie, wenn möglich, nicht an Ihre Reserven, sondern warten Sie, bis Sie neue Energie geschöpft und gespeichert haben. Stellen Sie sich bildlich vor, wie sich Ihre Nieren mit dunkler, ruhiger, entspannender Lebenskraft auffüllen, und genießen Sie die Ruhe und Gelassenheit, die sich dabei automatisch einstellen.

Das Weltbild der Menschen mit starkem Wasserelement ist klar umrissen. Alles hat seine Ordnung und seinen festen Platz.

Ausdauer und Durchhaltevermögen verbessern

Das Element Wasser gilt auch als Symbol für Sicherheit und Beständigkeit. So, wie unsere Knochen dem Körper Festigkeit und Halt verleihen, verkörpert das Wasser im psychischen Bereich die Beständigkeit und innere Stabilität. Menschen mit einem stark ausgeprägten Wasserelement verfügen daher über eine große Ausdauer und ein ungewöhnlich ausgeprägtes Durchhaltevermögen. Sie schätzen die Sicherheit in allen Lebensbereichen und akzeptieren die Gesetze und Spielregeln, die die Gesellschaft ihnen auferlegt hat. Genauso wie die furchtlose, zielgerichtete Energie des Wassers wissen Menschen mit starker Wasserbetonung genau, wie sie eventuelle Hindernisse aus dem Weg räumen können, um ihre Ziele zu erreichen.

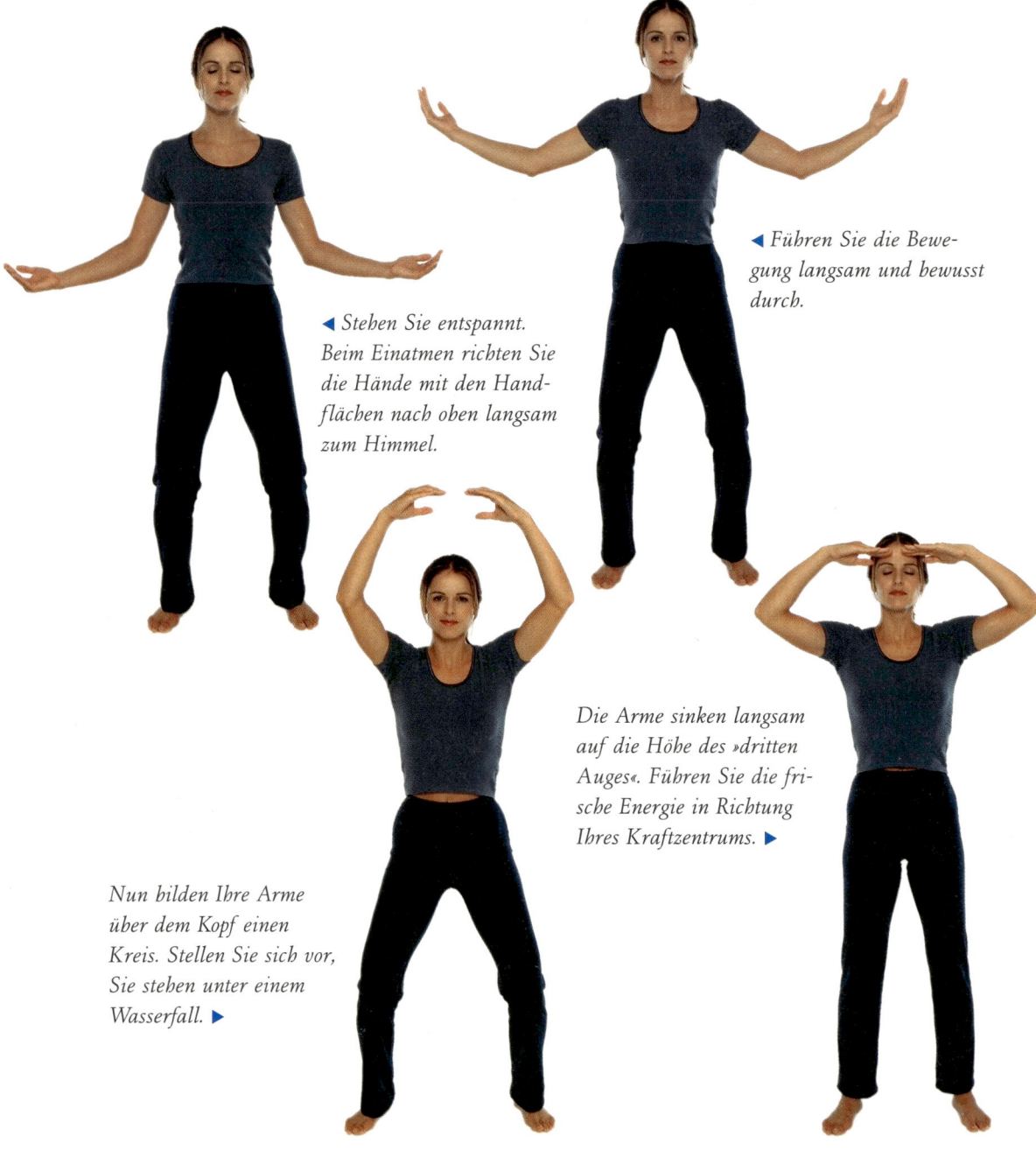

◄ Stehen Sie entspannt.
Beim Einatmen richten Sie
die Hände mit den Hand-
flächen nach oben langsam
zum Himmel.

◄ Führen Sie die Bewe-
gung langsam und bewusst
durch.

Nun bilden Ihre Arme
über dem Kopf einen
Kreis. Stellen Sie sich vor,
Sie stehen unter einem
Wasserfall. ▶

Die Arme sinken langsam
auf die Höhe des »dritten
Auges«. Führen Sie die frische Energie in Richtung
Ihres Kraftzentrums. ▶

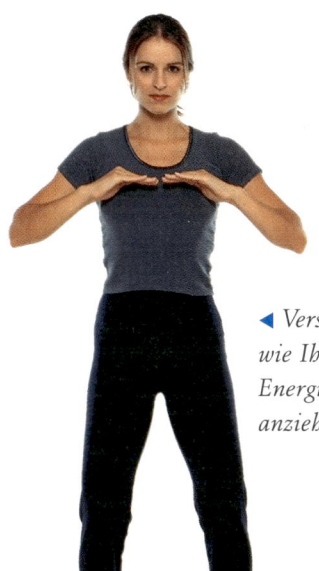

◄ *Versuchen Sie zu spüren, wie Ihr Dan Tien die Energie wie ein Magnet anzieht.*

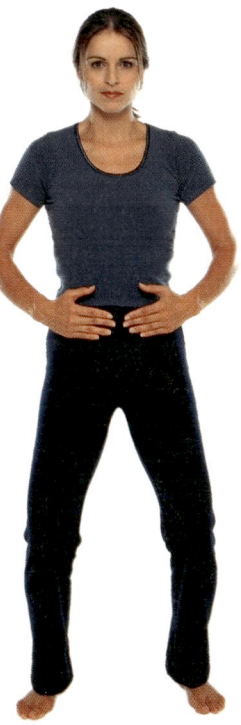

◄ *Ist die Energie an Ihrem Kraftzentrum angekom- men, lassen Sie sie ganz bewusst in den Speicher eintreten, in dem sie lange Zeit bleiben soll.*

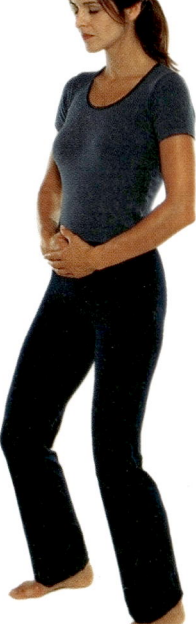

Horchen Sie in Ihr Kraft- zentrum hinein. Dabei liegt bei Frauen die linke über der rechten Hand auf dem Kraftzentrum, bei Män- nern umgekehrt. ▶

Zum Abschluss können Sie die Nieren mit dem Laut »Shuiiiii« stärken. Legen Sie dazu auch die Hände auf die Nieren. ▶

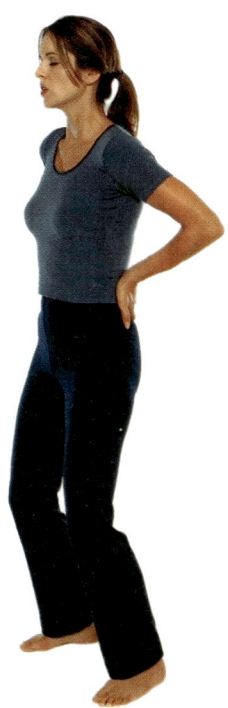

Acht Schritte zum Erfolg

1. Üben Sie jeden Tag, und nehmen Sie sich 15 bis 20 Minuten Zeit für Ihre Entspannung.

2. Schaffen Sie sich eine Oase der Ruhe. Wählen Sie sich den behaglichsten Platz in der Wohnung oder im Garten aus. Gehen Sie mit Ihrer Aufmerksamkeit ganz nach innen. Stimmen Sie sich ein, indem Sie Meditations- oder klassische Musik hören, oder reichern Sie die Luft mit einem Duftöl an. Beginnen Sie heiter und spielerisch mit den Übungen.

3. Nutzen Sie die Kraft Ihrer inneren Bilder. Unterstützen Sie alle Übungen mit der Macht Ihrer Phantasie. Stellen Sie sich vor, Sie befinden sich an Ihrem Lieblingsort und genießen dort bei herrlichstem Wetter die Schönheit der Bewegungen.

**»Bewegung überwindet das Kalte. Ruhe überwindet das Heiße. Ruhe und Gelassenheit bringen Ordnung in die Dinge des Universums«
Laotse, »Tao te King«, 45**

4. Betrachten Sie sich als Mittler zwischen Himmel und Erde, und stabilisieren Sie mehr und mehr Ihre innere Mitte.

5. Wenn Sie sich mit den Übungen vertraut gemacht haben, steigern Sie Ihre Trainingsdauer und Ihren Erfolg von Tag zu Tag. Als Denkhilfe empfehle ich Ihnen, den Text der Übungen auf eine Kassette zu sprechen oder die betreffenden Übungsseiten aus Ihrem Buch zu kopieren.

6. Übernehmen Sie die Prinzipien des Tao in Ihren Alltag. Leben Sie in Harmonie mit dem Kosmos, und praktizieren Sie das »innere Lächeln«.

7. Tun Sie sich bewusst täglich etwas Gutes. Seien Sie stets liebevoll zu sich selbst.

8. Begegnen Sie Ihren Mitmenschen möglichst mit ehrlicher Freundlichkeit, Toleranz und Verständnis. Sie werden erleben, dass Sie durch dieses Verhalten nicht nur anderen gut tun, sondern letztlich immer auch sich selbst.

Darauf sollten Sie beim Üben achten

● Sie tragen, wenn möglich, weite, lockere Gewänder aus Baumwolle. Sie benutzen immer die gleiche bequeme Übungskleidung.

● Ihre Übungszeit ist entweder frühmorgens, bevor Sie mit dem Tagewerk beginnen, nach Feierabend oder vor dem Schlafengehen.

● Sie haben sich bereits durch meditative Musik oder positive Gedanken angenehm auf die Bewegungen eingestimmt.

● Alle eventuellen Störfaktoren (Telefon, Klingel) sind ausgeschaltet. Sie haben Ihre Mitbewohner bzw. Mitarbeiter darüber informiert, dass Sie die nächsten 15 Minuten nicht gestört werden möchten. Diese Zeit gehört Ihnen ganz allein.

● Sie lassen alle Gedanken los. Sie ziehen an Ihnen vorbei wie Wolken am Himmel. Ihr Kopf wird frisch und klar. Alle Belastungen fallen von Ihnen ab. Sie stellen sich in die Ausgangsposition, in den lockeren Schulterstand, und lassen die verbrauchte Energie langsam von oben nach unten über die Punkte in der Mitte der Fußsohlen in die Erde fließen.

● Sie spüren, wie das »innere Lächeln« jede einzelne Körperzelle erfüllt und alle Funktionen in Ihrem Organismus ausgleicht. Ihre inneren Organe kommen zur Ruhe. Während der harmonisch fließenden Bewegungen können sich Ihre Organe ausdehnen und erholen.

● Am Anfang empfehle ich Ihnen, die fünf Elemente gleichmäßig nacheinander zu üben. Dadurch bringen Sie die fünf Wandlungsphasen in Ihrem Mikrokosmos ins Gleichgewicht.

● Jedes der fünf Elemente besitzt einen einzigartigen Charakter. Nutzen Sie die Weisheit, die in dieser Mythologie steckt, um sich selbst besser kennen zu lernen.

Die fünf Elemente steuern die körperliche, geistige und seelische Existenz der Menschen ebenso wie die Wachstumsprozesse in der äußeren Welt der Natur.

Was für ein Typ sind Sie?

Jeder Mensch hat aufgrund seiner besonderen Prägung eine Neigung zu einem oder mehreren der fünf Elemente. Erkennen Sie sich selbst durch die folgende Kurzbeschreibung der einzelnen Charaktere.

● Sind Sie ein Holztyp, dann strotzen Sie vor Kraft und Ambition. Sie lassen sich von keinerlei Widerständen abschrecken, wenn Sie sich einmal ein Ziel gesetzt haben. Sie drücken Ihre Gefühle gerne klar aus. Sie können sich in alle Richtungen ausdehnen. Sie haben Wurzeln geschlagen und spüren ein unbegrenztes Potenzial, das Ihnen hilft, Ihre Pläne zu verwirklichen. Sie besitzen wunderschöne Visionen, gekoppelt mit Geduld und einem tiefen Verständnis für das Wesen des Menschen.

● Die strahlende Kraft der Sonne versorgt die Feuermenschen mit Licht, Mitgefühl, Leidenschaft, Wärme, Bewusstheit, Begeisterung und Liebe. Das Feuer ist der Geist des Lebens. Diese Menschen lieben das Leben und können andere damit anstecken. Sie brauchen enge liebevolle Beziehungen zu ihrer Familie und zu Freunden. Sie lieben es, zu kommunizieren und intensive Beziehungen zu anderen Menschen zu knüpfen.

● Die Menschen, die vom Element Erde geprägt sind, sind sehr angenehme Zeitgenossen. Sie sind von Natur aus sehr einfühlsam, verständnisvoll, akzeptierend und warmherzig. Sie sind der Fels, auf den die anderen bauen. Sie wirken ausgleichend und schlichtend und sind aufgrund ihrer großen Toleranz beliebt. Sie lassen andere an ihrem Leben teilhaben und erwarten von ihnen nur, akzeptiert zu werden.

Das uralte System der fünf Elemente kann Ihnen dabei helfen, Ihre angeborenen Fähigkeiten besser zu erkennen und zu nutzen und Ihre Schwachstellen zu schützen und zu stärken.

● Menschen mit einer starken Affinität zum Element Metall zeichnen sich aus durch Selbstdisziplin, innere Willensstärke, Entscheidungsfähigkeit, Ausdauer und Zuverlässigkeit. Sie besitzen gleichzeitig die nötige Flexibilität, sich auf Veränderungen einzustellen. Es fällt ihnen leicht, sich abzugrenzen und nein zu sagen. Sie setzen sich gern mit den zentralen Themen des Lebens auseinander und beschäftigen sich mit Philosophie, Kunst und Religion. Sie ziehen die Qualität immer der Quantität vor.

● Menschen des Wassertyps interessieren sich ebenfalls für den grundlegenden Sinn der Welt. Sie ziehen sich gern an einen stillen, besinnlichen Ort zurück, um dort in aller Ruhe über die Geheimnisse des Lebens nachzudenken. Sie sind zielgerichtet und furchtlos. Sie kennen ihre eigene Begrenzung und vergeuden keine unnötigen Energien an der falschen Stelle. Sie ziehen sich dann lieber zurück und sammeln ihre Kraft für den richtigen Zeitpunkt. Die Wassermenschen besitzen häufig eine stille, verborgene Energie, die von unglaublicher Kraft und Motivation getragen wird.

Danksagung

Hiermit danke ich meiner Familie, meinem Lebensgefährten, meinen Freunden, meinen Lehrern und Schülern sowie den Mitarbeitern des Verlags für ihre liebevolle Unterstützung. Dem Leser wünsche ich Gesundheit und viel Erfolg beim Üben.

Literaturverzeichnis

Alle Zitate aus dem »Tao te King« stammen aus der Übersetzung von *Gia Fu Feng.*

Al Huang, Chungliang: Lebensschwung durch Tai Chi (Scherz Verlag, Bern und München 1979)

derselbe: Denkender Körper – tanzender Geist (Bauer Verlag, Freiburg i. B. 1995)

derselbe: Tao der Freude (Hugendubel Verlag, München 1997)

Feng, Gia Fu: Laotse: Tao te King (Irisiana Verlag, Haldenwang 1981)

Heider, John: Tao der Führung (Sphinx Verlag, Basel 1995)

Kunkel, Christoph: Chinesische Fünf-Elemente-Ernährung (Falken Verlag, Niedernhausen 1997)

Liu, Qingshan: Qi Gong (Hugendubel Verlag, München 1992)

Olvedi, Uli: Das stille Qi Gong (Scherz Verlag, Bern/München/Wien 1997)

Piontek, Maitreyi D.: Das Tao der Frau (Ariston Verlag, Kreuzlingen 1996)

Requena, Yves: Qi Gong (Goldmann Verlag, München 1992)

Wang: Meister Wangs Fingerspiele (VGS Verlagsgesellschaft, Köln 1996)

Watts, Alan: Der Lauf des Wassers (Scherz Verlag,Bern/München/Wien 1976)

Impressum

Der W. Ludwig Buchverlag ist ein Unternehmen der Verlagshaus Goethestraße GmbH & Co. KG.

© 1999 Verlagshaus Goethestraße GmbH & Co. KG., München

Redaktion
Michael Schaeffer

Projektleitung
Berit Hoffmann

Redaktionsleitung
Dr. Reinhard Pietsch

Bildredaktion
Gabriele Feld

Umschlag
Till Eiden

DTP-Produktion
Mihriye Yücel, München

Produktion
Manfred Metzger (Leitung), Annette Aatz, Dr. Erika Weigele-Ismael

Druck
Weber Offset, München

Bindung
R. Oldenbourg, München

Gedruckt auf chlor- und säurearmem Papier

Printed in Germany

ISBN 3-7787-3809-7

Über die Autorin

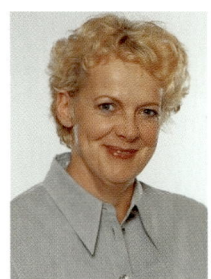

Brigitte Hegemann studierte Pädagogik und Humanistische Psychologie. Ihre erste Begegnung mit chinesischer Medizin hatte sie in den achtziger Jahren durch das Studium des Qi Gong und des Tai Chi in den USA. Seit 20 Jahren arbeitet sie als Trainerin in der Erwachsenenbildung und leitet für Unternehmen und Institute Seminare zu den Themen Stressbewältigung, Kommunikation und Entspannung.

Anmerkung der Redaktion

Diesem Buch liegt die im Juli 1996 in Wien beschlossene und seit 1.8.1998 verbindliche Neuregelung der deutschen Rechtschreibung zu Grunde.

Hinweis

Das vorliegende Buch ist sorgfältig erarbeitet worden. Dennoch erfolgen alle Angaben ohne Gewähr. Weder Autorin noch Verlag können für eventuelle Schäden, die aus den im Buch gemachten Hinweisen resultieren, eine Haftung übernehmen.

Bildnachweis

Alle Bilder stammen von Michael Nagy, München, außer:
AKG, Berlin: 7, 15, 17; Bilderberg, Hamburg: 21 (K. Bossemeyer); Binder Rainer, München: Titel / Einklinker; Fotoarchiv, Essen: 1 (P. Morrow), 19 (K. Müller), 61 re. (B. Nimtsch), 63 (A., Riedmiller), 79 (T. Mayer); Image Bank, München: 61 li. (C. Place), 61 li.u. (Inner Light); Mitras Magic Market, Bottrop: 25 (R. Krettek); Südwest Verlag, München: 26 (S. Sperl), 41 (SW - Archiv); Tony Stone, München: Titel / Fond, 8 (G. Allison), 33 (Chave / Jennings), 57 (W. Schmid), 61 o. (P. Sisul), 61 re.u. (K. Grabam), 69 (J. Latham), 74 (A. Sacks), 84 (D. Bremer); Visum, Hamburg: 31 (T. Pflaum)

Register